Dr. med. Diethard Sturm

# Gesundheit erhalten
# Krankheit verstehen

## Moderne Homöopathie zur Selbsthilfe

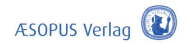

ÆSOPUS Verlag

# Inhaltsübersicht

**Moderne Homöopathie zur Selbsthilfe** ........................5
   Wie entsteht eine Krankheit? ...............................7
   Wie kommt es nun plötzlich zur Krankheit? ....................9
   Der Unterschied zwischen der klassischen Homöopathie
   und der modernen Komplexhomöopathie ....................12
   Die praktische Anwendung von Komplexhomöopathika ..........13

**Erkrankungen der Atemwege (HNO-Erkrankungen)** ..............16
   Kombinationstherapie bei Erkältungen ........................18
   Halsentzündungen ........................................21
   Akuter Husten ...........................................23
   Festsitzender Husten .....................................24
   Freie Nebenhöhlen und Ohren .............................25
   Infektbedingte Entzündungen .............................26
   Chronische Bronchitis ....................................28
   Allergische Erkrankungen der Atemwege:
   Heuschnupfen ..........................................29

**Entgiftung** ...............................................33
   Stärkung von Leber und Galle ..............................35
   Anregung der Nierenfunktion ..............................36
   Förderung des Lymphflusses ...............................37
   Regeneration der Leber und Galle ..........................38

**Beschwerden im höheren Lebensalter** .......................40
   Schwindel ..............................................41
   Kräftigung des Herzens ...................................43
   Altersherz .............................................44
   Arthrose: Bewegliche, schmerzfreie Gelenke ..................45

**Nervöse Unruhe und Stress** .................................47
   Das Stress-Karussell .....................................47
   Symptome zur Erkennung von nervöser Unruhe ...............49

**Kindliche Unruhe bei Krankheitszuständen** ....................51
   Sanfte Fiebersenkung ....................................53

**Diabetes-Folgeerkrankungen** ...............................55

**Magen-Darm-Beschwerden** .................................57

# Inhaltsübersicht

Soforthilfe bei Magenüberlastung . . . . . . . . . . . . . . . . . . . . . . . . . . .58
Übelkeit und Erbrechen . . . . . . . . . . . . . . . . . . . . . . . . . . . . . . . .59
Sanfte Regulation der Darmtätigkeit . . . . . . . . . . . . . . . . . . . . . . . .61
Entspannung bei Krämpfen . . . . . . . . . . . . . . . . . . . . . . . . . . . . . .62

**Verletzungen** . . . . . . . . . . . . . . . . . . . . . . . . . . . . . . . . . . . . . . . . . . . .65

**Beschwerden der Haut** . . . . . . . . . . . . . . . . . . . . . . . . . . . . . . . . . . . .69
Natürliche Abwehrkraft der Haut . . . . . . . . . . . . . . . . . . . . . . . . . .69
Hautprobleme . . . . . . . . . . . . . . . . . . . . . . . . . . . . . . . . . . . . . . . .71

**Prostatabeschwerden** . . . . . . . . . . . . . . . . . . . . . . . . . . . . . . . . . . . .72

**Zyklusstörungen** . . . . . . . . . . . . . . . . . . . . . . . . . . . . . . . . . . . . . . . .74
Ausgleich des Hormonhaushalts . . . . . . . . . . . . . . . . . . . . . . . . . .74

**Hämorrhoiden** . . . . . . . . . . . . . . . . . . . . . . . . . . . . . . . . . . . . . . . . . .76

**Weitere Informationen, konkrete Hilfe** . . . . . . . . . . . . . . . . . . . . . . .78
**Wirkstoffverzeichnis** . . . . . . . . . . . . . . . . . . . . . . . . . . . . . . . . . . . . .80

**Stichwortverzeichnis** . . . . . . . . . . . . . . . . . . . . . . . . . . . . . . . . . . . . .94

# Moderne Homöopathie zur Selbsthilfe

„Alles Gute, vor allem Gesundheit" wünscht man sich zu vielen Anlässen. Und „Bleib schön gesund" wird manchen beim Abschied nachgerufen. Gesundheit wird als das höchste Gut betrachtet – aber auch gleichzeitig sehr achtlos behandelt.

Die Möglichkeiten der modernen Medizin vieles zu reparieren, haben zu einer allgemeinen Sorglosigkeit geführt. Doch es erfolgt eine Rückbesinnung, denn es zeigen sich auch Grenzen eben dieser modernen Medizin. Vor allem die Arzneimittel fallen durch Nebenwirkungen auf, einige Neuentwicklungen wurden wegen schwerwiegender Schäden bei einzelnen Patienten wieder zurückgezogen. Und besonders beim älteren und vielfach Kranken mit zahlreichen Medikamenten überwiegen die Nebenwirkungen und veranlassen den Patienten, das eine oder andere oder auch alles wegzulassen.

Die Lebenserwartung hat sich erheblich verbessert, aber viele leben als „chronisch Kranke" mit eingeschränkter Lebensqualität und ständigem Behandlungsbedarf: Kontrolluntersuchungen, Arzneimitteleinnahme, Behinderungen und nicht zuletzt Krankheitskosten.

So begeben sich Patienten auf die Suche nach einer gefahrlosen Medizin, interessieren sich wieder für alte und neue Naturheilverfahren, Behandlung mit Pflanzen und auch für die Homöopathie.

Auch die Naturheilkunde hat in den letzten Jahrzehnten eine Entwicklung durchgemacht. Sie wird genau unter die Lupe genommen, sie muss sich vergleichen mit anderen Therapieverfahren hinsichtlich der Wirksamkeit und der Unbedenklichkeit. Auch pflanzliche Mittel sind nicht unbedingt gefahrlos und nebenwirkungsfrei. Jedoch liegen hier zum Teil jahrhundertelange Erfah-

---

*Medizin ist die Wissenschaft vom Körper. Aber der Körper ist mehr als bloss körperlich. Er ist Mittel zum Leben und Lebensmitte einer Person.*

....

*Fortschritt ist immer zweischneidig. Was wir in seinem Schatten antreffen, ist letztlich Resultat eines wachsenden Ungleichgewichts, das sich die Heilkunst durch ihre «Vernaturwissenschaftlichung» und Technisierung selbst eingehandelt hat.*

*Vieles, was als alternativ oder komplementär zur Schulmedizin angeboten wird, erweist sich bei näherem Hinsehen als verdrängter Teil dieser Medizin selbst. Und das andere Verständnis des Körpers «überwindet» die moderne Medizin nur zum Schaden ihrer selbst – ganz zu schweigen von ihrem eigentlichen «Gegenstand»: dem Patienten.*

Quelle: Eduard Kaeser: Im Schatten des medizinischen Fortschritts. Komplementäres Denken in der Medizin Uni-Press 2007; 133: 18-19

rungen zugrunde, die uns sicher sein lassen, dass bei sachgemäßem Gebrauch keine Schäden zu erwarten sind.

> Was ist nun aber der grundsätzliche Unterschied zwischen der sogenannten Schulmedizin und der Naturheilkunde, was von beidem ist besser?

Die Schulmedizin ersetzt Stoffe und Funktionen oder unterdrückt Vorgänge. Der Blutdruck wird gesenkt, die Ausschüttung von Insulin angeregt, die Bildung des Cholesterins oder der Magensäure unterdrückt. Alle diese Mittel greifen in die Eigenregulation des Körpers ein. Das ist oft notwendig und kann auch nützlich sein. Solange es sich nur um eine einzelne Funktion, ein einzelnes Medikament handelt, macht das auch wenig Probleme. Wenn aber die Regulation von vornherein schon eingeschränkt ist wie beim älteren Menschen, wenn verschiedene Regulationen gestört oder unterdrückt werden, dann summieren sich die Nebenwirkungen. Es treten neue Beschwerden auf. Aus unterschiedlichen Berichten erfahren wir, dass 5–7 % aller Krankenhauseinweisungen wegen Nebenwirkungen von Medikamenten erfolgen.

Innerhalb der Naturheilkunde ist die Homöopathie dadurch charakterisiert, dass sie die körpereigene Regulierung anregt und nicht direkt auf die Körperprozesse wirkt. (Einige pflanzliche Mittel wirken direkt und sind deshalb in zu hohen Dosen giftig.) Die diesem zugrunde liegende Regel besagt, dass kleine Reize die Körperfunktionen anregen, starke Reize sie unterdrücken und stärkste Reize töten. Und so ist auch die Homöopathie zu verstehen: Durch kleinste Reize mit den Stoffen, die in hoher Konzentration Störungen auslösen, wird der Körper zu einer Reaktion gegen diese Störung oder Krankheit angeregt.

> Die Wirksamkeit der Naturheilkunde setzt eine noch beeinflussbare Eigenregulation des Körpers voraus. Bei Zerstörung der Eigenregulation, also bei schweren bzw. fortgeschrittenen Krankheiten kann diese Form der Behandlung nicht mehr ausreichen.

Das Nebeneinanderbestehen der Schulmedizin und der Naturheilkunde sollte man akzeptieren und sich beider Methoden bedienen. Es geht nicht um ein „Entweder – Oder", sondern es geht um die Wahl der richtigen Therapie zur rechten Zeit, bei der richtigen Krankheit entsprechend der Reaktionsfähigkeit des Körpers. Einseitige Extremstandpunkte werden den Menschen nicht gerecht, sondern sind potentiell schädlich.

> **Der mündige Patient**
> Naturheilkundliche Behandlungsmittel eignen sich aufgrund ihrer geringen Gefährdungspotentiale durch Nebenwirkungen gut für die Selbstbehandlung. Auch werden gefährliche Warnsignale nicht unterdrückt, sondern warnen weiter. Ein notwendiger Arztbesuch wird nicht unnötig hinausgezögert.

## Wie entsteht eine Krankheit?

Zur Krankheit kommt es, wenn der Körper die auf ihn treffende Schädigung nicht mehr unbemerkt bewältigen kann, sondern die Regulierung aus dem Gleichgewicht gerät. Dann setzen zunächst verstärkte Abwehrmechanismen an, die meist mit Beschwerden, Symptomen und Krankheitszeichen verbunden sind. Unser Organismus verfügt über eine Stufenleiter von Reaktionsmöglichkeiten, die der Arzt Hans-Heinrich Reckeweg (1905–1985) in den 30er-Jahren des vergangenen Jahrhunderts genial zu einem System geordnet hat. Dabei steht ein Begriff im Raum, der zunächst erläutert werden muss: Homotoxine und antihomotoxische Medizin. Reckeweg bezeichnet alle Schadeinflüsse als Gift für den Menschen, also Homo-Toxine. Toxine sind im sonstigen Sprachgebrauch immer Stoffe, Substanzen. Der Begriff der Homotoxine umfasst wesentlich mehr: sämtliche Schadeinflüsse. Also auch Strahlen, Verletzungen, Krankheitserreger oder schädliche psychische Einflüsse. Die Lehre davon und wie man sich von diesen Homotoxinen befreien kann ist die antihomotoxische Medizin. Sie basiert auf allgemeinen Maßnahmen der gesunden Lebensführung und der Anwendung von Reckeweg entwickelter homöopathischer Kombinationspräparate. Keine Angst, Sie können sich bei der Behandlung eines Krankheitssymptoms auch ohne dieses Wissen helfen, aber manchmal will

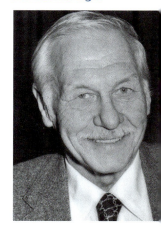

Dr. Hans-Heinrich Reckeweg, Begründer der Homoxikologie

man ja mehr. Das Folgende also für die Neugierigen und Wissensdurstigen.

Zunächst reagiert der Körper durch verstärkte Ausscheidung auf eine Schadeinwirkung. Je nachdem, wo die Schädigung einwirkt, wird mit verstärkten Absonderungen bzw. verstärkter Entgiftungsfunktion gegengehalten. Husten und Niesen bei Staubbelastung, Schwitzen, Erbrechen, vermehrtes Wasserlassen sind Beispiele dafür, aber auch Unruhe bei Aufregung. Das alles sind völlig normale und notwendige Reaktionen.

Reicht das nicht aus, reagiert der Körper mit akuten Entzündungen und bewältigt damit einen Großteil der Schadeinflüsse (Reaktionsphase). Schnupfen, Bronchitis, Fieber, eine erhöhte Aktivität der Immunabwehr unter anderem durch die weißen Blutzellen, Entzündungen der Haut mit Eiterung, Sonnenbrand – wir kennen das letztlich in allen Organsystemen unseres Körpers. Diese Entzündungen sind meist verbunden mit einer erhöhten Aktivität der Ausleitungsorgane.

Gelingt aber die Abwehrmaßnahme des Körpers zur Beseitigung der Schadfaktoren nicht oder wird sie durch blockierende Arzneimittel behindert, so kommt es zur Ablagerung (Deposition) der Homotoxine im Körper. Am deutlichsten wird das beim Fett: übermäßige Nahrung wird als Fett in das Bindegewebe der Haut und des Bauches abgelagert. Aber nicht nur in der Haut, auch in vielen anderen Organen wie Herz, Leber oder in den Blutgefäßen. Und dann wird es schon zum Problem, wie alle wissen. Weniger sichtbar sind die verborgenen Ablagerungen der Homotoxine im gesamten Bindegewebe aller Organe, denn über den Bindegewebsraum laufen alle Stoffwechselprozesse und -transporte. Dieser Raum umfasst das Bindegewebe, die Flüssigkeit außerhalb der Körperzellen und die Gesamtheit der aus dem Bindegewebe stammenden Zellen, die an der Abwehr von Schadwirkungen beteiligt sind, zum Beispiel die weißen Blutkörperchen. Die Ablagerung bleibt lange unbemerkt, behindert aber schließlich bei Überlastung die Funktionen des Bindegewebes. Die Abwehr ist blockiert wie die Feuerwehr im Verkehrsstau.

## Hilfe zur Selbsthilfe

Bei Erschöpfung der Aufnahmefähigkeit und der Abwehr des Bindegewebes kommt es zur Schädigung der Organzellen und zur Funktionsstörung der Organe. Ganz pauschal kann man sagen, dass alle chronischen Entzündungsprozesse in diese Phase einzuordnen sind. Aber auch die erhöhte Anfälligkeit für alle akuten Erkrankungen zeigt die Erschöpfung des Abwehrapparates, die „Versottung" des Bindegewebes an.

Wenn die Zellschädigungen nicht beherrscht und in frühere Reaktionsstufen zurückgeführt werden können, kommt es zur Zellzerstörung, zur Degeneration. Als schwerste Zellveränderung kann die bösartige Entartung der Zelle, und damit eine Krebserkrankung eintreten. Ganz offensichtlich ist das bei den Krebserkrankungen infolge des Rauchens, bei der Asbestlunge oder dem Hautkrebs durch häufigen Sonnenbrand.

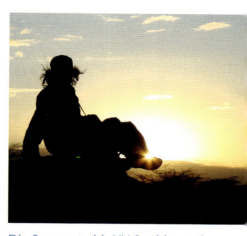

Die Sonne strahlt UV-Strahlung ab. Diese Strahlung braucht der Körper, denn sie hilft Vitamin D aufzubauen, welches wichtig ist für den Knochenbau. Um eine genügend hohe Dosis UV-Strahlung zu bekommen, reicht die indirekte Sonne aus! Es gibt folglich keinen Grund, sich direkt und über längere Zeit der Sonne auszusetzen.

### Wie kommt es nun plötzlich zur Krankheit?

Krankheit tritt im Allgemeinen plötzlich auf, wie aus heiterem Himmel kommt es zu einer Verschlechterung des Gesundheitszustandes. Genauer betrachtet ist das aber nicht so: Schon länger aufgetretene Warnzeichen wurden missachtet, die eigene Leistungsfähigkeit überschätzt oder die Grenzen der Leistungsfähigkeit aus anderen Gründen überschritten.

Wenn ein zugedecktes Fass überläuft, so passiert es immer unerwartet. Denn bei einem zugedeckten Fass bemerkt man nicht, wie es sich allmählich immer mehr füllt. So ist es auch mit unserer Krankheit. Schon lange haben sich Belastungen des Körpers summiert, blieben aber unbemerkt oder wurden ignoriert. Wenn dann das Fass voll ist, wenn sich so viele Schädigungen summiert haben, dann schlägt die scheinbare Gesundheit in Krankheit um. Die Abwehrmaßnahmen des Körpers werden als Krankheit empfunden. Sie ziehen Kräfte ab, die bisher für die Tätigkeit nach außen zur Verfügung standen, oder sie veranlassen Reaktionen im Körper, die die gesamte Leistungsfähigkeit schwächen. Fieber oder auch Schmerzen sind Signale, die anzeigen, dass der Körper dringend Entlastung und Ruhe benötigt.

Nehmen wir als Beispiel das Fieber. Fieber ist eine Körperreaktion zur Aktivierung der Abwehr, bei jedem Grad Temperaturanstieg verdoppelt sich die Abwehrleistung gegen Infektionen. Allerdings sind für die meisten Menschen die Fieberauswirkungen unangenehm. Leicht kann man das Fieber senken durch allopathische Arzneimittel. Das Ergebnis ist allerdings, dass die körpereigene Abwehr geschwächt wird, sich der Krankheitsverlauf verzögert und möglicherweise Komplikationen eintreten. Lassen wir hingegen das Fieber bestehen, nehmen es als nützliche und notwendige Heilreaktion und dämpfen die Missempfindungen durch naturheilkundliche Maßnahmen, so kann die Genesung ihren natürlichen Verlauf nehmen und tritt deutlich rascher ein. Manche Menschen bekommen kein Fieber, wie sie beteuern. Möglicherweise ist hier diese sinnvolle Abwehrmaßnahme schon durch die Belastung des Bindegewebes durch Homotoxine blockiert – vielleicht Anlass, an eine Ausleitungsbehandlung zu denken. Doch dazu später mehr.

Durch naturheilkundliche Maßnahmen werden nicht neue Belastungen des Körpers verursacht, wie sie durch chemische Substanzen entstehen. Belastungen der Ausscheidungsorgane, vor allem der Leber und der Niere, aber auch die ungenügende Bewältigung der Krankheit selbst. Neue Belastungen führen dazu, dass sich mehr und mehr Reste von Krankheiten, aber auch von Medikamenten im Körper als Homotoxine ablagern, die wie-

> Der Erfolge der Naturheilkunde beruhen darauf, dass die natürlichen Reaktionen nicht unterdrückt, sondern unterstützt werden.

## Hilfe zur Selbsthilfe

derum die natürlichen Abwehrvorgänge stören. Infektanfälligkeiten und Allergien sind so zum Teil zu erklären.

Wir können uns das vorstellen wie in einer modernen Stadt. Der Rettungsdienst ist immer wieder unterwegs, wenn Not am Manne ist. Mit Blaulicht und Martinshorn eilt er so schnell wie möglich zum Ort des Notfalls und rettet, was zu retten ist. Das geht alles gut, solange die Straßen frei sind. Sind aber die Straßen durch Schutt, Baustellen und Verkehrsstau zum Teil gar nicht oder nur mit geringerer Geschwindigkeit passierbar, so kann die Hilfe nicht wie erforderlich rechtzeitig an den rechten Ort gelangen und es kommt zu verstärkten Schäden.

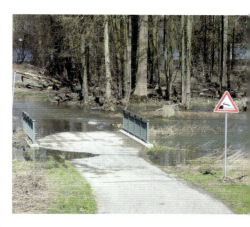

**Mancher Weg bleibt unpassierbar**

Im Gegensatz dazu regt die naturheilkundliche Therapie die Selbstreinigung des Körpers an. Dazu gibt es spezielle Mittel und Methoden, um wie in unserem Bilde die Zugangswege der Rettungsmannschaften frei zu halten.

Bestimmte Probleme der Ablagerung (Deposition) sind natürlich auch der Schulmedizin bekannt, nur sind die Konzepte selten auf die Beseitigung der Deposition gerichtet und daher nur eingeschränkt zielführend. Zum Teil sind sie mit Nebenwirkungen behaftet, oft führen sie wiederum zu eigenständigen Schädigungen. Die Besonderheit der Depositionsphase ist, dass sie weitgehend beschwerdefrei verläuft. Daher bleiben, wenn man die Situation ohne das Verständnis der antihomotoxischen Medizin betrachtet, sinnvolle vorbeugende Maßnahmen aus.

Innerhalb der Naturheilkunde ist die antihomotoxische Medizin ein umfassendes Konzept, welche viele Methoden integrieren kann, aber auch einen spezifischen Kern, die Anwendung von homöopathischen Komplexmitteln hat. Neben der Behandlung von Krankheiten, für die die Systeme entwickelt worden sind, ist sie stark prä-

**Im Unterschied zur klassischen (Einzelmittel)-Homöopathie wendet die moderne Homöopathie Komplexmittel, also Kombinationen mehrerer Einzelmittel an.**

ventiv (vorbeugend) augerichtet. Die Vermeidung von Krankheit steht bei der antihomotoxische Medizin im Vordergrund.

## Der Unterschied zwischen der klassischen Homöopathie und der modernen Komplexhomöopathie

Bei der klassischen Homöopathie sind sehr umfassende Befragungen und Untersuchungen erforderlich und sehr viel Erfahrung seitens des Behandlers, um das für die Persönlichkeit des Patienten, für seine gegenwärtige Krankheit und für die Phase der Erkrankung richtige Mittel zu finden.

Das macht eine Selbstbehandlung nahezu unmöglich. Hahnemann hatte zunächst selbst festgelegt, dass immer nur ein Mittel anzuwenden sei. In späteren Jahren hat er das revidiert und auch die Behandlung mit zwei Mitteln zugleich zugelassen.

> Dem Laien erleichtern Komplexmittel seine Selbstbehandlung: er nimmt das für die Krankheit geeignete Mischpräparat und kann darauf rechnen, dass das für ihn Zutreffende auch enthalten ist.
> Für den Patienten ist es schließlich bedeutungslos, welches Mittel aus der Mischung schließlich geholfen hat.

Bei der Einzelmitteltherapie kann das ausgewählte Mittel unwirksam bleiben, weil der Organismus nicht anspricht. Es war zu diesem Zeitpunkt nicht das richtige Mittel. Nebenwirkungen treten aber nicht auf. Das ist ein wichtiger Unterschied zur Allopathie. Wenn man in der Komplex-Homöopathie das richtige Mittel mit einem unwirksamen kombiniert, stört das nicht. Vergleichbar ist das mit der Infektionsabwehr: Durch überstandene Infektionen und durch Impfungen verfügen wir über eine Vielzahl von geprägten Bereitschaften, bei einem erneuten Kontakt mit dem Erreger sofort die notwendigen Abwehrstoffe zu produzieren und die Infektion abzuwehren. Der Körper reagiert spezifisch auf diesen Erreger, obwohl er viele Muster in Bereitschaft hat. Ähnlich verhält es sich bei den Komplexmitteln: Wir geben eine Mischung von Abwehrmustern, und der Körper reagiert mit dem Mittel, welches gerade das

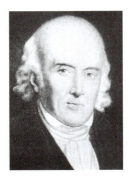

Samuel Hahnemann (1755–1843), Begründer der Homöopathie

# Hilfe zur Selbsthilfe

richtige ist. Die anderen bleiben ungenutzt. In einer späteren Krankheits- bzw. Heilphase ändert sich das, dann wird die

> Komplexmittel enthalten immer mehrere Einzelmittel, die verschiedene Arzneimittelbilder haben, die sich ergänzen.

Heilung von anderen Bestandteilen unterstützt. Aber dieses Mittel ist bereits zur rechten Zeit vorhanden, ohne dass wir das eingenommene Präparat wechseln müssten.

Wir können auch einen technischen Vergleich verwenden: Ein mechanischer Frequenzmesser zeigt durch verstärkte Schwingung seiner geeichten Zungen die aktuelle Frequenz an. Die Resonanz bei einer bestimmten Frequenz bleibt auf die richtige Zunge beschränkt. Die anderen Zungen reagieren nicht. So können wir auch bei den Komplexmitteln davon sprechen, dass ein Bestandteil eine Resonanz im Körper auslöst, während andere das gegenwärtig nicht tun.

Dem Laien erleichtert das seine Selbstbehandlung: Er nimmt das für die Krankheit geeignete Mischpräparat und kann darauf rechnen, dass das für ihn Zutreffende auch enthalten ist. Es ist bedeutungslos, welches aus der Mischung schließlich geholfen hat.

Mit der Entwicklung von Komplexmitteln war der Weg frei zur Anwendung eines symptomorientierten Mittels für alle Betroffenen anstelle der aufwendigen Auswahl eines Einzelmittels für eine erkrankte Persönlichkeit.

## Die praktische Anwendung von Komplexhomöopathika

Wie wendet man moderne Homöopathika an? Nun, wenn Sie unter bestimmten Beschwerden leiden, lesen Sie zunächst das entsprechen-

> Bitte beachten Sie, dass alle Dosierungen nur gelten, sofern Ihr Therapeut oder Arzt keine individuellen Dosierungsangaben mitgegeben hat.

de Kapitel in diesem Ratgeber – hier finden Sie Hintergrundinformationen und praktische Tipps zur Vorbeugung und natürlichen Behandlung. Für jedes

Krankheitsbild werden Ihnen moderne Homöopathika vorgestellt – jeweils mit typischen Inhaltsstoffen und ihren Eigenschaften sowie mit allgemeinen Dosierungshinweisen. Bei Vorerkrankungen oder Laktoseunverträglichkeit sollten Sie vor der Einnahme einen Arzt konsultieren.

Tropfen und Mischungen enthalten meist Alkohol, darauf müssen Sie zum Beispiel in der Schwangerschaft achten. Und schließlich gilt wie bei allen Medikamenten der Grundsatz: Auch homöopathische Arzneimittel sollten über eine längere Zeit nicht ohne ärztlichen Rat eingenommen werden. Dass schwere Erkrankungen sich nicht zur Selbsttherapie eignen, versteht sich von selbst.

> Wenn sich die Beschwerden trotz der Therapie nicht in kurzer Zeit bessern oder wenn die Erstverschlimmerung Ihnen starke Beschwerden bereitet, wenden Sie sich an Ihren Arzt, damit abgeklärt werden kann, was dahintersteckt.

In der Regel werden sich Ihre Beschwerden innerhalb weniger Tage bessern. Moderne Homöopathika sind sehr gut verträglich und haben normalerweise keine Nebenwirkungen. Allerdings kann es anfangs zu einer kurzzeitigen Verschlimmerung der Beschwerden kommen, der sogenannten Erstverschlimmerung. Das gilt als ein Zeichen, dass das homöopathische Arzneimittel wirkt.

Homöopathische Arzneimittel können vor allem als Tropfen bzw. Tabletten eingenommen werden. Aber diese sollten nicht wie andere Medikamente „eingenommen" werden, sondern möglichst allmählich über die Mundschleimhaut ins Blut gelangen. Also unverdünnt in den Mund nehmen und nicht nachspülen.

### Keine Angst vor der Spritze

Viele Komplexpräparate sind als Injektionslösungen in Ampullenform erhältlich. Zunächst einmal sind sie dafür gedacht, dass der Therapeut sie injiziert. Seit einiger Zeit gibt es aber auch die Möglichkeit, dass Patienten diese Präparate bequem selbst anwenden können, ohne zur Nadel greifen zu müssen.

# Hilfe zur Selbsthilfe

Das geht mit einem sogenannten „Adapplicator", einem patentierten Gerät, mit dem sich aus jeder Ampulle ein kleiner Feinzerstäuber machen lässt. Man bricht die Ampulle einfach auf und stellt sie in den Ampullenträger. Dann wird ein Sprühkopf mit einem kleinen Schlauch in die Ampulle eingeführt und verriegelt. Anschließend muss man nur noch auf die Pumpeinrichtung drücken. Ein Sprühstoß mit dem Adapplicator entspricht etwa 3 Tropfen einer Mischung.

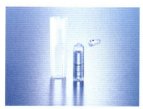

Eine OTC-Ampulle wird aufgebrochen und in den Ampullenträger gestellt

Auf diese Weise kann man die homöopathischen Lösungen zum Beispiel in den Mund/unter die Zunge, auf die Haut oder in die Nase sprühen. Von dort werden sie – unabhängig von Reaktionen im Verdauungstrakt oder in der Leber – gezielt vom Körper aufgenommen. Besonders hilfreich ist diese Darreichungsform unter anderem bei Erbrechen, Schluckbeschwerden, Laktoseunverträglichkeit oder – da sie frei von Alkohol ist – wenn kein Alkohol aufgenommen werden soll. Sie ist aber auch für Kinder und ältere Patienten sehr sinnvoll.

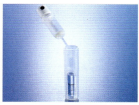

Der Sprühkopf mit Schlauch wird in die Ampulle eingeführt

## Nicht die Dosis entscheidet, sondern die häufigere Anwendung

Die richtige Dosis wird bei den jeweiligen Präparaten empfohlen. Eine Erhöhung der Einzeldosis bringt keinen Nutzen. Wird eine stärkere oder schnellere Wirkung gewünscht, kann im Allgemeinen die gleiche Dosis häufiger eingenommen werden. Auch dazu ein Vergleich: Wenn man auf einem Klavier kräftigt in die Tasten haut, wird es laut. Es besteht ein direkter Zusammenhang zwischen Dosis und Wirkung. So ist es auch in der Allopathie. Bei der Homöopathie ist das aber anders: Nicht die Dosis entscheidet, sondern eine Wirkungsverstärkung lässt sich durch eine häufigere Einnahme erreichen. Vergleichbar ist das mit dem Spinett. Auch hier wird durch häufiges Anschlagen (es ist richtig gesagt ein Zupfen) ein stärkerer Klang erzeugt.

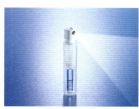

Der Sprühkopf wird durch Drehen mit dem Ampullenträger verriegelt. Das Versprühen der Flüssigkeit erfolgt durch Drücken der Pumpeinrichtung mit Daumen und Zeigefinger

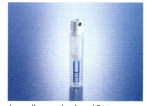

Ampullenwechsel und Entsorgung

Adapplicator – die Alternative zur Spritze und alkoholischen Lösung

# Erkrankungen der Atemwege

Husten, Schnupfen, Heiserkeit – wieder einmal erkältet. In der Regel ist das kein Problem. Jede „Erkältung" dauert in der Regel fünf bis zehn Tage.

Über 200 verschiedene Erreger (meist Viren) lösen Infektionen der oberen Atemwege aus. Viren sind immer und überall vorhanden. Die Eintrittspforte für die Erreger sind die Schleimhäute. Die Erkrankung kann eintreten, wenn der Körper „indisponiert", das heißt geschwächt und anfällig geworden ist. Das ist bei Unterkühlung, bei Nässe und Kälte der Fall. Aber die Infekte gibt es das ganze Jahr.

Das wichtigste Abwehrmittel unseres Körpers gegen Infekte ist das Fieber. Bereits eine Erhöhung der Körpertemperatur um ein Grad verdoppelt die Aktivität des Immunsystems. Ein heißes Bad ist ein gebräuchliches Hausmittel bei beginnenden Infekten. (Manchmal tut es auch schon ein ansteigendes Fußbad, das heißt ein Fußbad mit ansteigenden Temperaturen, mit der Temperatur der Füße beginnend und durch Zugabe warmen Wassers bis etwa 40 Grad steigernd.)

Das gilt natürlich nur, wenn der Körper nicht selbst mit Fieber reagiert. Aber das eingetretene Fieber soll nicht unterdrückt werden, wenn es nicht gefährlich hoch oder bei einem ohnehin gefährdeten Menschen auftritt. Dabei hat der Körper ganze Arbeit zu leisten, deshalb besser ein bis zwei Tage ins Bett als zur Arbeit, wo dann alle anderen noch intensiv mit den Erregern „beschossen" werden.

Da nützt es nichts, nicht die Hand zu geben – einmal Husten oder Niesen füllt den ganzen Raum mit Erregern, denen alle Anwesenden ausgesetzt werden. Aber nicht alle erkranken. Warum? Sie können Ihre Disposition mindern durch „Abhärtung", also Training Ihrer Schleimhäute zur besseren Abwehr, zur Reaktion auf Kälte mit ausreichender Durchblutung und Absonderung von Schleim, wie in der Einführung beschrieben. Immer in Bewegung bleiben, also besser zu Fuß gehen, als sich an der Haltestelle kalte Füße holen. Frischkost in der Ernährung und geeignete Kleidung tun ihr Übriges. Also nie ohne Hut bzw. Mütze!

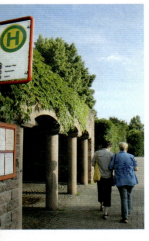

Besser zu Fuß gehen, als sich an der Haltestelle kalte Füße holen

## Grippale Infekte und Allergien

Die Symptome sind lästig, veranlassen viele Menschen zur Einnahme von „Grippemitteln", die zwar die Beschwerden, aber meist auch die körpereigene Abwehr unterdrücken und mit Verlängerung der Beschwerdedauer „bezahlt" werden. Wir wollen aber die Selbstheilungskräfte des Körpers aktivieren und damit Komplikationen vermeiden. Dafür eignen sich pflanzliche (vor allem Tees und Präparate aus Primel, Fenchel, Thymian, Süßholz etc.) und homöopathische Mittel.

Im Vordergrund der Behandlung sollte jedoch die Ausheilung stehen: Das Immunsystem muss aktiviert, die Entzündung gelenkt werden. Um das zu erreichen, ist das Komplexmittel Gripp-Heel besonders geeignet. Es wurde bereits in den 30er-Jahren entwickelt und wird seitdem bei grippalen Infekten erfolgreich eingesetzt. Seine Inhaltsstoffe aktivieren das körpereigene Abwehrsystem und fördern die Ausheilung: Mit Gripp-Heel dauert sie 2,2 Tage, unter konventioneller Therapie 5,5 Tage *(Rabe, 2003)*.

> Gripp-Heel aktiviert Ihre Abwehrkräfte, die Dauer eines grippalen Infektes wird halbiert.

Einer der Inhaltsstoffe ist Eupatorium, der Wasserhanf. In homöopathischer Form wie in diesem Fall wird Eupatorium heutzutage nicht nur bei grippeähnlichen fiebrigen Erkrankungen, sondern auch bei Leber-Galle-Problemen verwendet. Interessant ist seine lange Anwendungsgeschichte: Der Wasserhanf war schon im alten Griechenland ein bekanntes Heilmittel. Auch im Mittelalter wurden die Samen und Blätter des Wasserhanfs gegen Schlangenbisse, Ruhr und Lebererkrankungen eingesetzt. Zur Salbe verarbeitet, dienten die Blätter zur Behandlung von Geschwüren.

Das Komplexmittel Gripp-Heel enthält neben Eupatorium noch wichtige andere Homöopathika. Dank dieser Auswahl kann sich der Körper besser und schneller gegen den Infekt wehren.

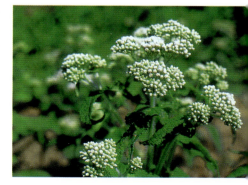

Wasserhanf (Eupatorium perfoliatum)

## Erkrankungen der Atemwege

### Gripp-Heel

| Bestandteile | Charakteristik gemäß homöopathischem Arzneimittelbild (Auszug) |
|---|---|
| Aconitum napellus (Blauer Eisenhut) | Hochakute entzündliche Erkrankungen |
| Bryonia (Zaunrübe) | Akute Entzündungen der Atemorgane |
| Eupatorium perfoliatum (Wasserhanf) | Grippe<br>Grippeähnliche fiebrige Erkrankungen |
| Lachesis mutus (Buschmeister) | Infektionskrankheiten<br>Entzündungen und Blutungen der Schleimhäute |
| Phosphorus (Phosphor) | Entzündungen der Atemorgane<br>Schwere Infektionskrankheiten<br>Genesungsstörungen (verzögerte Rekonvaleszenz)<br>Erschöpfungszustände |

**Dosierung**: Soweit nicht anders verordnet, bei akuten Beschwerden alle halbe bis ganze Stunde, höchstens 12-mal täglich, 1 Tablette. Nach Besserung der akuten Beschwerden 1- bis 3-mal täglich 1 Tablette anwenden. Kinder zwischen dem 6. und dem 12. Lebensjahr erhalten nicht mehr als zwei Drittel der Erwachsenendosis. Die Dauer der Anwendung ist ohne ärztlichen Rat auf ein bis zwei Wochen zu begrenzen.

### Kombinationstherapie bei Erkältungen

Die Wirkungen der beiden Komplexmittel Gripp-Heel und Engystol ergänzen sich gegenseitig, so dass Sie mit einer Kombination der beiden Präparate besonders schnell wieder auf die Beine kommen. Leiden Sie unter weiteren Beschwerden, zum Beispiel einer Mandelentzündung, können Sie zusätzlich die Präparate anwenden, die in diesem Kapitel beschrieben sind.

Wenn es Sie so richtig erwischt hat, dürfen Sie bis zum Abklingen der Symptome ruhig mehrere Komplexmittel gleichzeitig nehmen!

## Kombinationstherapie bei Erkältungen

Das Komplexmittel Engystol aktiviert die körpereigene Abwehr und hat eine wissenschaftlich nachgewiesene antivirale Wirkung. Die Vermehrung des Adeno-5-Virus beispielsweise – Adenoviren sind für bis zu 15 % aller Erkältungskrankheiten verantwortlich – wird durch die Wirkstoffkombination um 73 % gesenkt. Die Vermehrung des Herpes-simplex-1-Virus hemmt das Mittel um 80 %, was für die zahlreichen Patienten interessant ist, die nach jeder Erkältung mit den lästigen Lippenbläschen zu kämpfen haben. Insgesamt konnte in Studien nachgewiesen werden, dass Engystol bei Infektionen der oberen Atemwege ebenso gut wirkt wie konventionelle Therapeutika – und das bei schnellerem Wirkungseintritt (*Oberbaum M. et al., 2005*).

> Engystol wirkt bei Infektionen der oberen Atemwege ebenso gut wie konventionelle Therapeutika – und das bei schnellerem Wirkungseintritt.

### Engystol

| Bestandteile | Charakteristik gemäß homöopathischem Arzneimittelbild (Auszug) |
| --- | --- |
| Sulfur (Schwefel) | Akute und chronische Entzündungen der Atemorgane |
| Vincetoxicum hirundinaria (Weiße Schwalbenwurz) | Virusinfektionen |

**Dosierung**: Soweit nicht anders verordnet, 1- bis 3-mal täglich 1 Tablette unter der Zunge zergehen lassen. Bei akuten Zuständen alle halbe bis ganze Stunde, höchstens 12-mal täglich, je 1 Tablette unter der Zunge zergehen lassen. Kinder erhalten die in der folgenden Tabelle angegebene Dosierung.

Als sehr wirkungsvoll bei Schnupfen haben sich homöopathische Kombinationspräparate wie Euphorbium comp. Nasentropfen SN erwiesen. Sie reinigen und befeuchten die Nasenschleimhaut und haben zudem eine antivirale Wirkung gegen das RSV-Virus, das

## Erkrankungen der Atemwege

### Dosierung von Engystol bei Kindern

| Altersgruppe | Normaldosierung | Akutdosierung |
|---|---|---|
| Kleinkinder 1–6 Jahre | Nach Rücksprache mit dem Arzt 3-mal täglich ½ Tablette unter der Zunge zergehen lassen | Nach Rücksprache mit dem Arzt alle halbe bis ganze Stunde, bis zu 12-mal täglich, ½ Tablette unter der Zunge zergehen lassen |
| Schulkinder | 2-mal täglich 1 Tablette unter der Zunge zergehen lassen | Alle halbe bis ganze Stunde, bis zu 8-mal täglich, 1 Tablette unter der Zunge zergehen lassen |
| > 12 Jahre | Erwachsenendosis | Erwachsenendosis |

Schnupfen, Husten, Bronchitis und Mittelohrentzündung verursacht, sowie gegen das Herpes-simplex-1-Virus (siehe Seite 19) (*Glatthaar-Saalmüller B. et al., 2001*). Da das Spray keine Konservierungsstoffe beinhaltet, ist es auch für Kleinkinder geeignet. Das Mittel darf langfristig angewendet werden und ist auch bestens zur Begleittherapie bei Nebenhöhlenentzündungen geeignet.

### Euphorbium comp. Nasentropfen SN

| Ausgewählte Bestandteile | Charakteristik gemäß homöopathischem Arzneimittelbild (Auszug) |
|---|---|
| **Argentum nitricum** (Silbernitrat) | Migräne |
| **Euphorbium** (Wolfsmilch) | Entzündungen der Atemwege, besonders der oberen Luftwege |
| **Hepar sulfuris** (Kalkschwefelleber) | Entzündungen und Eiterungen der Haut und Schleimhäute Mandelabszesse Chronische Mittelohrvereiterung |
| **Luffa operculata** (Luffaschwamm) | Schnupfen Heuschnupfen |
| **Pulsatilla pratensis** (Wiesenkuhschelle) | Atemwegsentzündungen Kopfschmerzen Erkältungsneigung Generelles Schleimhautmittel |

*Weitere Bestandteile: Hydrargyrum biiodatum/Mercurius bijodatus (Quecksilberjodid)*

# Halsentzündungen

**Dosierung:** Soweit nicht anders verordnet, 3- bis 5-mal täglich 1 bis 2 Sprühstöße in jedes Nasenloch sprühen, bei Kindern von 1 bis 6 Jahren 3- bis 4-mal täglich 1 Sprühstoß.

## Behandlungsziel: Halsentzündungen lindern

Zusammen mit grippalen Infekten treten häufig Halsentzündungen mit Schluckbeschwerden, Rötung, Kratzen, Brennen und Trockenheitsgefühl im Hals auf. Sie sind das erste Anzeichen, dass eine Erkältung im Anmarsch ist. Das Lymphsystem arbeitet auf Hochtouren. Die Beschwerden lassen nach einigen Tagen nach, ohne dass eine Eiterung eintritt. Lutschen von Arzneimitteln bringt hier nicht viel. Unterstützen wir besser die Abwehr von innen her.

> Die eitrige Mandelentzündung (Tonsillitis) wird durch Bakterien ausgelöst.

Mit einem Kombinationspräparat kann man der Mandelentzündung schnell und wirksam entgegentre-

### Angin-Heel SD

| Ausgewählte Bestandteile | Charakteristik gemäß homöopathischem Arzneimittelbild (Auszug) |
|---|---|
| **Apis mellifica** (Honigbiene) | Entzündungen und Erkrankungen mit Flüssigkeitsansammlungen in Geweben und Körperhöhlen (ödematöse Schwellungszustände) |
| **Arnica montana** (Bergwohlverleih) | Blutungen aller Art<br>Myalgien |
| **Atropa belladonna** (Tollkirsche) | Hochfiebrige Entzündungen der Mandeln und der Atemorgane |
| **Hepar sulfuris** (Kalkschwefelleber) | Entzündungen und Eiterungen der Haut und Schleimhäute<br>Mandelabszesse<br>Chronische Mittelohrvereiterung |
| **Phytolacca americana** (Kermesbeere) | Hochfiebrige Infekte<br>Schleimhautentzündungen, besonders der Atemorgane |

*Weitere Bestandteile:* Hydrargyrum bicyanatum (Quecksilbercyanid)

## Erkrankungen der Atemwege

ten. In Angin-Heel SD finden sich nicht nur pflanzliche Wirkstoffe, sondern auch eine Quecksilberverbindung (Hydrargyrum bicyanatum), eine Mischung aus Schwefelblumen und dem Inneren der Austernschale (Hepar sulfuris) sowie Apis mellifica, die Honigbiene – natürlich alles in homöopathischer Aufbereitung. Angin-Heel (s.o.) aktiviert das körpereigene Abwehrsystem und wirkt direkt gegen die Entzündung.

**Dosierung**: 3-mal täglich 1 Tablette langsam im Mund zergehen lassen. Bei akuten Zuständen alle halbe bis ganze Stunde, höchstens 12-mal täglich, je 1 Tablette im Mund zergehen lassen. Kinder erhalten die in der Tabelle angegebene Dosierung.

### Dosierung von Angin-Heel SD bei Kindern

| Altersgruppe | Normaldosierung | Akutdosierung |
| --- | --- | --- |
| Säuglinge 0–12 Monate | Nach Rücksprache mit dem Arzt 2-mal täglich ½ Tablette zerkleinern und in Wasser aufgelöst einnehmen lassen | Nach Rücksprache mit dem Arzt alle 1–2 Stunden, höchstens 8-mal täglich, ½ Tablette zerkleinern und in Wasser aufgelöst einnehmen lassen |
| Kleinkinder 1–5 Jahre | 3-mal täglich ½ Tablette langsam im Mund zergehen lassen | Alle 1–2 Stunden, höchstens 12-mal täglich, ½ Tablette langsam im Mund zergehen lassen |
| Schulkinder 6–11 Jahre | 2-mal täglich 1 Tablette langsam im Mund zergehen lassen | Alle 1–2 Stunden, höchstens 8-mal täglich, 1 Tablette langsam im Mund zergehen lassen |
| > 12 Jahre | Erwachsenendosierung | Erwachsenendosierung |

## Akuter Husten

## Behandlungsziel: Akuten Husten besänftigen

Husten versucht, die Krankheitsursache mit dem Schleim aus den Atemwegen zu entfernen.

Dabei kann er durchaus über das Ziel hinausschießen: Der Husten wird zur Plage. Manchmal kommt im Verlauf der Erkrankung eine bakterielle Infektion dazu – erkennbar am gelblichen oder grünlichen Auswurf.

Zur Unterstützung bei der Heilung des Symptoms ist Husteel geeignet.

**Dosierung**: 1- bis 3-mal täglich 5–10 Tropfen. Bei Hustenanfällen alle halbe bis ganze Stunde, bis zu 12-mal täglich, 5–10 Tropfen. Kinder erhalten die in der folgenden Tabelle angegebene Dosierung.

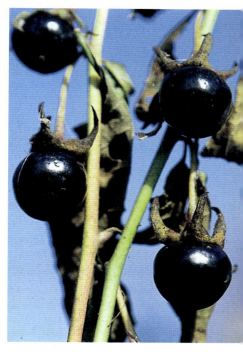

Tollkirsche
(Atropa belladonna)

## Husteel

| Ausgewählte Bestandteile | Charakteristik gemäß homöopathischem Arzneimittelbild (Auszug) |
|---|---|
| **Arsenum jodatum** (Arsentrijodid) | Schnupfen<br>Bronchitis, insbesondere trockener Reizhusten<br>Drüsenschwellungen |
| **Atropa belladonna** (Tollkirsche) | Hochfieberhafte Entzündungen der Atemorgane |
| **Causticum Hahnemanni** („Ätzstoff Hahnemanns") | Erkrankungen der Atemwege |
| **Cuprum aceticum** (Grünspan) | Erkrankungen mit Krampfneigung<br>Asthma<br>Keuchhusten |

*Weitere Bestandteile:* Urginea maritima (Meerzwiebel)

## Erkrankungen der Atemwege

### Dosierung von Husteel bei Kindern

| Altersgruppe | Normaldosierung | Akutdosierung |
|---|---|---|
| Kleinkinder 1–6 Jahre | 1- bis 3-mal täglich 3 Tropfen | Alle halbe bis ganze Stunde, höchstens 10-mal täglich, 3 Tropfen |
| Schulkinder 6–12 Jahre | 1- bis 3-mal täglich 4 Tropfen | Alle halbe bis ganze Stunde, höchstens 10-mal täglich, 4 Tropfen |
| > 12 Jahre | Erwachsenendosierung | Erwachsenendosierung |

Zur Steigerung der Wirkung sollten die Tropfen möglichst eine Zeitlang im Mund behalten werden.

## Behandlungsziel:
## Festsitzenden Husten lösen

### Bronchalis-Heel

| Ausgewählte Bestandteile | Charakteristik gemäß homöopathischem Arzneimittelbild (Auszug) |
|---|---|
| Atropa belladonna (Tollkirsche) | Hochfieberhafte Entzündungen der Atemorgane |
| Bryonia (Zaunrübe) | Akute Entzündungen der Atemorgane, des Rippenfells und des Bauchfells |
| Cephaelis Ipecacuanha (Brechwurzel) | Bronchitis Bronchialasthma Keuchhusten |
| Hyoscyamus niger (Schwarzes Bilsenkraut) | Spastische Zustände der Atemwege |
| Lobelia inflata (Aufgeblasene Lobelie) | Störungen des vegetativen Nervensystems, z. B. erschwertes Atmen/Atemnot, Bronchialkrämpfe, Reizhusten Heuschnupfen Asthma bronchiale |

Weitere Bestandteile: Lobaria pulmonaria (Echte Lungenflechte); Kreosotum (Buchenholzteerkreosot); Kalium stibyltartaricum (Brechweinstein)

**Dosierung:** Soweit nicht anders verordnet, 3-mal täglich 1 Tablette im Mund zergehen lassen. Bei akuten Beschwerden anfangs alle 15 Minuten 1 Tablette (über einen Zeitraum von bis zu 2 Stunden).

## Behandlungsziel: freie Nebenhöhlen und Ohren

Beim Schnupfen ist die gesamte Schleimhaut der Nase entzündet, geschwollen, auch in den Nasennebenhöhlen. Das macht das Druckgefühl, das sich mit Nasentropfen rasch mindert. Bei längerem Verlauf können aber die Eingänge der Nebenhöhlen anschwellen und zusetzen, das Sekret hat keinen Abfluss. Das macht stärkere Schmerzen, dazu kommt die Gefahr einer zusätzlichen bakteriellen Infektion bis zur Vereiterung der Nasennebenhöhlen. Deshalb ist frühzeitiges Abschwellen nicht nur erleichternd, sondern vorsorglich und hilft Komplikationen zu vermeiden.

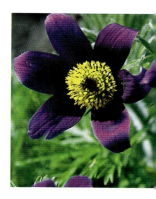

Küchenschelle (Pulsatilla)

Auch die Schleimhaut der Ohrtrompete (Tuba auditiva oder Eustachische Röhre), welche Rachen und Paukenhöhle des Mittelohrs miteinander verbindet, kann so zuschwellen. Die Belüftung des Mittelohres über die Ohrtrompete wird durch eine solche Schwellung behindert. Der Tubenkatarrh macht sich durch einen dumpfen Druck bis Schmerz bemerkbar, außerdem hört man auf dem betroffenen Ohr schlechter, weil das Trommelfell aufgrund des Unterdrucks nicht mehr schwingen kann.

Ist es zu einer Sinusitis (Nasennebenhöhlen-Entzündung) oder zu einem Tubenkatarrh gekommen, ist eine konsequente Behandlung bis zur vollständigen Ausheilung vonnöten. Liegt nichts Ernstes vor, hilft die Natur mit einigen bewährten Wirkstoffen, die idealerweise kombiniert eingesetzt werden. Zu ihnen gehören Wolfsmilch (Euphorbium), Küchenschelle (Pulsatilla) und Kalkschwefelleber (Hepar sulfuris). In homöopathischer Verdünnung finden sie sich im Komplexpräparat Euphorbium comp. SN (vgl. Seite 20 / Wirkstoffbeschreibung Euphorbium comp. Nasentropfen SN). Die Tropfen zum Einnehmen helfen sowohl bei chronischer Sinusitis als auch beim Tubenkatarrh. Sie wirken gegen die Viren und fördern so die Ausheilung.

> Bei einem Schnupfen über eine Woche hinaus sollte doch mal der Arzt konsultiert werden.

Dosierung: 3-mal täglich 10 Tropfen einnehmen; bei akuten Beschwerden alle halbe bis ganze Stunde, bis zu 12-mal täglich, 10 Tropfen einnehmen. Kinder erhalten nach Rücksprache mit dem Arzt die in der folgenden Tabelle angegebene Dosierung.

| Dosierung von Euphorbium comp. SN bei Kindern | | |
|---|---|---|
| Altersgruppe | Normaldosierung | Akutdosierung |
| Kleinkinder 1–6 Jahre | 3-mal täglich 5 Tropfen | Alle halbe bis ganze Stunde, bis zu 12-mal täglich, 5 Tropfen |
| Schulkinder 6–12 Jahre | 3-mal täglich 7 Tropfen | Alle halbe bis ganze Stunde, bis zu 12-mal täglich, 7 Tropfen |
| > 12 Jahre | Erwachsenendosierung | Erwachsenendosierung |

Die Tropfen können mit etwas Flüssigkeit vermischt eingenommen werden. Zur Verbesserung der Wirkung sollten die Tropfen möglichst eine Zeitlang im Mund behalten werden.

## Behandlungsziel: Abheilung infektbedingter Entzündungen

Wenn viele Organe durch entzündliche Prozesse betroffen sind, kann man die Behandlung zusätzlich mit Entzündungstropfen N Cosmochema unterstützen. Sie wirken allgemein bei Entzündungen. Sie helfen dabei, dass die Symptome rasch abklingen und stärken zudem die Abwehrkräfte. Entzündungstropfen N Cosmochema sind daher eine empfehlenswerte Begleitmaßnahme bei der Therapie von Erkältungskrankheiten.

Dosierung: Erwachsenendosis: Bei akuten Prozessen bis zu 2-mal täglich alle 10–15 Minuten 10 Tropfen über einen Zeitraum von maximal 1–2 Stunden einnehmen, dann 3 Stunden Pause. Ansonsten 2- bis 4-mal täglich 10 Tropfen (mit oder ohne Wasser vor dem Essen) einnehmen. Einzelgabe bei Säuglingen und Kleinkindern: 3 Tropfen; im Alter von 2–6 Jahren: bis zu 4-mal täglich 5 Tropfen (evtl. in einer ¼ Tasse mit frischem Wasser oder Tee vermischt); ab 6 Jahren: Erwachsenendosis.

# Infektbedingte Entzündungen

## Entzündungstropfen N Cosmochema

| Ausgewählte Bestandteile | Charakteristik gemäß homöopathischem Arzneimittelbild (Auszug) |
|---|---|
| Acidum arsenicosum, Arsenicum album (Weißarsenik) | Entzündungen aller Schweregrade in allen Geweben und Organen<br>Schwere Infektionen |
| Chamomilla recutita (Kamille) | Entzündungen der Atemorgane<br>Heftige Schmerzzustände |
| Hepar sulfuris (Kalkschwefelleber) | Entzündungen und Eiterungen der Haut und Schleimhäute<br>Chronische Mittelohrvereiterung<br>Mandelabszesse |
| Rhus toxicodendron, Toxicodendron quercifolium (Giftsumach) | Entzündungen der Atemwege, des Magen-Darm-Kanals und der Augen<br>Fiebrige Infektionskrankheiten mit Benommenheit<br>Kopfschmerzen |
| Thuja occidentalis (Abendländischer Lebensbaum) | Haut- und Schleimhauterkrankungen |

*Weitere Bestandteile:* Lachesis (Gift der Buschmeisterschlange); Natrium carbonicum (Natrium carbonat); Plantago major (Breitwegerich); Belladonna (Tollkirsche); Phytolacca (Kermesbeere); Bryonia (Zaunrübe); Mercurius praecipitatus ruber (Quecksilberoxid, rotes); Pulsatilla (Wiesenkuhschelle); Argentum nitricum (Silbernitrat); Echinacea (Sonnenhut).

### Wenn es länger dauert

Spöttisch sagt der Volksmund, dass grippale Infekte mit Arzt eine Woche und ohne Arzt sieben Tage dauern. So lange braucht eben unser Körper zur Überwindung der Infektion, die in erster Linie von Viren, manchmal zusätzlich auch von Bakterien verursacht wird. Aber das klappt nicht immer. Bei einer längeren Dauer ist nach den Ursachen zu suchen. Vor allem sind es dann zusätzliche bakterielle Entzündungen (Superinfektion) an den Nebenhöhlen oder den Bronchien – oder es war gar kein Infekt, oder nicht hauptsächlich, sondern es besteht (zusätzlich?) eine allergische Krankheit, Heuschnupfen oder Asthma. Oft dauert es Jahre, bis man diesen Zusammenhang erkennt und auch akzeptiert – bei leichten Formen ist es eben nicht so offensichtlich.

## Erkrankungen der Atemwege

### Chronische Bronchitis

Bei einem verzögerten Verlauf mit „bakterieller Superinfektion" hat die Abheilung der Nasennebenhöhlen Vorrang. Erst danach heilen – meist ganz von allein – die Bronchien und eventuelle Schluckbeschwerden verschwinden. Mitunter ist eine antibiotische Behandlung erforderlich oder auch ein Eingriff des HNO-Arztes. Immer ist jedoch die schonende Behandlung der Schleimhautschwellung wie beschrieben und die Unterstützung durch Schleimhautpflege richtig und unersetzlich.

Als Grundregel gilt, dass bei Husten nach drei Wochen Behandlung eine eingehende Untersuchung mit Lungenfunktionstest und Röntgen der Lunge zu erfolgen hat. Dabei wird dann Asthma und eine fortgeschrittene chronische Bronchitis oder im Röntgenbild eine Krebserkrankung oder auch eine selten gewordene Tuberkulose erkannt. Das sind dann keine Erkrankungen für eine Selbstbehandlung mehr. Wohl aber kann Naturheilkunde begleitend die Symptome mindern und die Genesung unterstützen. Aber der Reihe nach.

> Wohl aber kann Naturheilkunde begleitend die Symptome mindern und die Genesung unterstützen.

Chronische Bronchitis ist oft die Folge von Jugendsünden, nämlich des Rauchens. Auch Staubbelastungen wie Mehlstaub beim Bäcker führen zu dieser Erkrankung. Zunächst ist es „nur" der Husten, mit mehr oder weniger Auswurf, der den Betroffenen und die Umgebung stören. Noch ist Zeit zur Umkehr, weg von den schädigenden Einflüssen. Dann aber kommt es zur Einengung der Luftwege durch die chronische Entzündung, zu Atemnot bei Belastung.

Eine chronische Bronchitis gehört unbedingt in ärztliche Behandlung. Gleichzeitig empfiehlt es sich, den Körper bei chronischem Husten und Raucherhusten nachhaltig zu unterstützen.

Hier sei auf die Möglichkeit der Unterstützung durch Verbesserung des Schleimlösens hingewiesen: Dazu steht uns das Kombinationspräparat Bronchalis-Heel zur Verfügung (siehe Seite 24).

# Allergische Erkrankungen der Atemwege

## Heuschnupfen

Es beginnt meist im Winter, im Februar oder März mit dem Schnupfen. Aber er geht nicht weg, wird eher schlimmer, vor allem an warmen Tagen. Nasentropfen helfen kaum, immer weniger, weil die Nasenschleimhaut austrocknet und auch dadurch die Beschwerden zunehmen. Bis man dahinterkommt: Das ist keine gewöhnliche Erkältung, sondern ein Heuschnupfen.

Wenn die Pollen fliegen, haben über 12 Millionen erwachsene und kleine Patienten jedes Frühjahr im wahrsten Sinne des Wortes „die Nase voll". Inzwischen gilt in unseren Breiten nur noch der Dezember als pollenfrei. Blütenpollen von Ambrosia bis Zaubernuss sind die Auslöser für ständigen Juckreiz in Nase, Augen und Rachen. Kopfschmerzen, Reizbarkeit, Appetitlosigkeit und Schlafstörungen steigern das Unwohlsein zusätzlich. Im Allgemeinen verbreitet sich die Palette der Auslöser im Laufe der Erkrankung, auch können weitere Allergien z. B. auf Nahrungsmittel dazukommen. Und die Ursachen für die Zunahme der Anzahl der Erkrankten ist letztlich auch nicht geklärt.

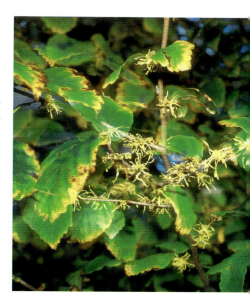

Zaubernuss (Hamamelis): Der Winterblüher eröffnet die Heuschnupfen-Saison

Man kann versuchen den Pollen auszuweichen mit Pollenfiltern im Auto und Staubsauger. Mit der Meidung der Pollenquellen wie blühende Birken und Hasel bzw. Wiesen und Getreidefelder. Oder man ändert die krankhafte Reaktionsweise des Körpers durch „Entsorgung" von Homotoxinen bzw. durch Ausleitung. Dazwischen steht noch die Behandlung der Symptome mit der modernen Homöopathie.

Zur Behandlung der Symptome setzt die Homöopathie mit großem Erfolg Bestandteile von Luffa bei allergischem Schnupfen ein. Das in Südamerika beheimatete Wildkraut aus der Familie der Kürbisgewächse

## Erkrankungen der Atemwege

### Gesamtdeutscher Pollenflugkalender
(nach Pollenflugdaten von 2000 bis 2007)

© Stiftung Deutscher Polleninformationsdienst
Im Prinzenpalais / Burgstraße
33175 Bad Lippspringe

| | Dez. | Jan. | Feb. | März | April | Mai | Juni | Juli | Aug. | Sept. | Okt. | Nov. |
|---|---|---|---|---|---|---|---|---|---|---|---|---|
| Hasel | | | | | | | | | | | | |
| Erle | | | | | | | | | | | | |
| Pappel | | | | | | | | | | | | |
| Weide | | | | | | | | | | | | |
| Esche | | | | | | | | | | | | |
| Hainbuche | | | | | | | | | | | | |
| Birke | | | | | | | | | | | | |
| Buche | | | | | | | | | | | | |
| Eiche | | | | | | | | | | | | |
| Kiefer | | | | | | | | | | | | |
| Gräser | | | | | | | | | | | | |
| Spitzwegerich | | | | | | | | | | | | |
| Roggen | | | | | | | | | | | | |
| Brennessel | | | | | | | | | | | | |
| Beifuß | | | | | | | | | | | | |
| Traubenkraut | | | | | | | | | | | | |

Legende: Hauptblüte / Vor- und Nachblüte / mögliches Vorkommen

www.pollenstiftung.de

gilt in der brasilianischen Volksmedizin für viele Beschwerden als das Heilmittel überhaupt. Heutzutage wird die Pflanze angebaut, da die Homöopathie aus ihr die Basis für moderne Komplexmittel gegen allergischen Schnupfen gewinnt. Luffeel comp. Heuschnupfenspray enthält zusätzlich eine Kochsalzlösung, die das Austrocknen der Nasenschleimhäute verhindert. Als weiterer positiver Effekt wird durch die Kochsalzlösung die Oberflächenstruktur der Schleimhaut verbessert.

Neben der lokalen Anwendung als Spray ist es sinnvoll, frühzeitig auch Tabletten mit Luffa einzunehmen. Hier bietet sich die Kombination in Luffeel comp. Tabletten an, die eine ideale Ergänzung zum Nasenspray darstellen. In den Tabletten, die man einfach im Mund zergehen lässt, ist Luffa mit anderen Homöopathika kombiniert als im Spray – auf diese Weise ist die Wirkung auf den gesamten Körper optimiert.

Beginnen Sie die Behandlung vier bis sechs Wochen bevor bei Ihnen üblicherweise die Heuschnupfenprobleme auftauchen (Vorbehandlung). Dadurch wird das Immunsystem rechtzeitig vorbereitet und kann zu Beginn Ihrer individuellen Heuschnupfensaison normal reagieren.

In unseren Breitengraden waren Luffa-Früchte lange Zeit nur als Putz- und Badeschwamm bekannt.

# Heuschnupfen

Wichtig ist dabei die empfohlene Dosierung beizubehalten, auch wenn die Beschwerden nachlassen.

## Luffeel comp. Heuschnupfenspray

| Bestandteile | Charakteristik gemäß homöopathischem Arzneimittelbild (Auszug) |
|---|---|
| Galphimia glauca, Thryallis glauca (Kleiner Goldregen) | Allergische Haut- und Schleimhauterkrankungen |
| Histaminum (Histamin) | Allergische Haut- und Schleimhauterkrankungen |
| Luffa operculata (Luffaschwamm) | Heuschnupfen Schnupfen |
| Sulfur (Schwefel) | Akute und chronische Entzündungen der Atemorgane |

Dosierung: 3-mal täglich 1–2 Sprühstöße in jedes Nasenloch einsprühen. Bei akuten Zuständen sollte Luffeel comp. Heuschnupfenspray ohne ärztlichen Rat nicht länger als eine Woche angewendet werden. Bei chronischen Verlaufsformen sollte eine Einzelgabe einmal im Monat erfolgen. Hinweis: Bei Kindern unter 6 Jahren sollte Luffeel comp. nicht angewandt werden.

## Luffeel comp.

| Bestandteile | Charakteristik gemäß homöopathischem Arzneimittelbild (Auszug) |
|---|---|
| Aralia racemosa (Amerikanische Narde) | Allergische Erkrankungen der Atemorgane wie Heuschnupfen |
| Arsenum iodatum (Arsentrijodid) | Bronchitis |
| Lobelia inflata (Aufgeblasene Lobelie) | Heuschnupfen Asthma bronchiale |
| Luffa operculata (Luffaschwamm) | Heuschnupfen Schnupfen |

Dosierung: 3-mal täglich 1 Tablette im Mund zergehen lassen. Bei akuten Beschwerden alle 15 Minuten 1 Tablette im Mund zergehen lassen (über einen Zeitraum von bis zu 2 Stunden). Säuglinge bis zum 1. Lebensjahr erhalten nach Rücksprache mit einem Arzt nicht mehr als ein Drittel der Erwachsenendosis. Kleinkinder bis zum 6. Lebensjahr erhalten nicht mehr als die Hälfte, Kinder zwischen dem 6. und 12. Lebensjahr erhalten nicht mehr als zwei Drittel der Erwachsenendosis.

Damit wird die Allergie zwar in den Auswirkungen gemindert, das Leiden erleichtert, aber an der Ursache nichts geändert.

# Entgiftung

Über die Schadstoffablagerung im Körper hatten Sie sich bereits am Anfang des Ratgebers informiert. „Warnsignale" für eine Überlastung der Regulation können viele allgemeine Symptome und chronische Entzündungen sein. Dazu einige Beispiele:
- Allergien der verschiedensten Art
- Hautprobleme wie Ekzeme, Neurodermitis
- Infektanfälligkeit
- Rheumatische Beschwerden und unklare Schmerzzustände
- Verdauungsbeschwerden und Verstopfung
- Erschöpfung, Leistungsminderung
- Asthma, Sinusitis

Jetzt knüpfen wir daran an und überlegen die Abhilfe. Eine gezielte Ausleitung der Homotoxine ist übrigens auch vorbeugend sehr sinnvoll. Unsere Lebensweise ist nicht immer gesundheitsfördernd. Ideal sind regelmäßige Entgiftungskuren zu Beginn und am Ende der kalten Jahreszeit. So ist das Immunsystem gestärkt für den Winter und geht regeneriert in den Frühling.

Entscheidend mitbeteiligt sind das Lymphsystem als Transportorgan sowie Leber und Niere als Entsorgungsorgane.

> Viele Organe sind an der Entgiftung beteiligt und ständig für unser Wohlbefinden in Aktion.

Aber der „Müll" der Homotoxine ist sehr vielfältig und keineswegs nur biologisch und chemisch, also stofflich zu verstehen. Deshalb gehören Haut (Schwitzen), Nervensystem (Stressbewältigung), die Muskulatur (Fettverbrennung und viele andere Stoffwechselprozesse) und nicht zuletzt der Darm (Ausscheidung und wichtiges Immunorgan) zu den Ausleitungsorganen, und auch das sind noch nicht alle Beteiligten.

Eine effektive Entgiftungskur muss die Organfunktionen stärken und gleichzeitig die Zufuhr von Homotoxinen minimieren. Durch ausleitende Therapien werden Schadstoffe mobilisiert und zu den Entgiftungsorganen wie Leber und Niere transportiert. Dort werden sie abgebaut und ausgeschieden.

# Entgiftung

Während einer solchen Kur sollten man sich an Fastenregeln halten. So lernen wir manche alte Gesundheitsregel wieder schätzen, verstehen sie auch in ihrer tiefen Wahrheit.

### Für eine Entgiftung heißt das zum Beispiel:
- täglich mindestens 2 Liter trinken (am besten stilles, mineralarmes Wasser, aber auch Kräutertees oder verdünnte Fruchtsäfte)
- Belastungen durch unbewältigten Stress meiden, vielleicht mit Meditationen oder anderen Entspannungstechniken verbinden: Yoga, Autogenes Training oder andere Entspannungstechniken helfen dabei, Stress abzubauen.
- zugeführte Schadstoffe wie Alkohol, Nikotin und auch Kaffee möglichst vermeiden
- sich ausgewogen, naturnah und schadstoffarm ernähren (vorrangig Obst und Gemüse statt Fleisch, Zucker, helle Mehlprodukte und Fett!)
- sich täglich eine halbe Stunde oder mehr an der frischen Luft bewegen: beim Sport oder auch „nur" bei einem zügigen Spaziergang durchs Grüne. Radfahren, Schwimmen, Gymnastik oder jeden Abend ein kleiner Spaziergang vor dem Schlafengehen entspannen und halten fit.

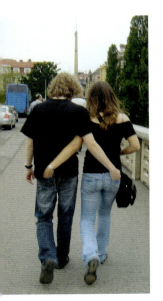

Ein kleiner Spaziergang vor dem Schlafengehen entspannt

Empfehlenswert als „Grundausstattung" ist das sogenannte Heel-Kit. Es enthält drei Tropfenpräparate, die in ihrem Zusammenwirken eine systematische Entgiftungskur ergeben: Leber-Galletropfen Cosmochema, Nierentropfen Cosmochema und Lymphomyosot N.

Jedes dieser Mittel ist auf ein Organsystem zugeschnitten und kann auf diese Weise ganz gezielt wirken.

### Dosierungsempfehlung:
3 x tgl. 5 Tropfen Leber-Galletropfen Cosmochema
3 x tgl. 5 Tropfen Nierentropfen Cosmochema
3 x tgl. 20 Tropfen Lymphomyosot N

Die Kur mit dem Heel-Kit wird am besten über einen Zeitraum von vier Wochen durchgeführt. An diesem

# Leber und Galle

Entgiftungsset ist besonders praktisch, dass alle drei Mittel gemeinsam eingenommen werden, so dass man keinen komplizierten Einnahmeplan beachten muss.

> Denken Sie aber auch hier daran, dass auch homöopathische Arzneimittel ohne ärztlichen Rat nicht über längere Zeit eingenommen werden sollten.

## Stärkung von Leber und Galle

Wirkstoffe der bewährten Arzneipflanzen Löwenzahn, Berberitze und Schöllkraut sind in den Leber-Galletropfen Cosmochema kombiniert. Dadurch wird die Leberfunktion gestärkt, der Gallenfluss angeregt und die Verdauung von fetten, schweren Speisen erleichtert.

### Leber-Galletropfen Cosmochema

| Ausgewählte Bestandteile | Charakteristik gemäß homöopathischem Arzneimittelbild (Auszug) |
|---|---|
| Chelidonium majus (Schöllkraut) | Gallenanfälle<br>Blähungen |
| Nux vomica (Brechnuss) | Förderung des Gallenflusses<br>Gallensteine |
| Taraxacum officinale (Löwenzahn) | Unterstützung der Leberfunktion |

*Weitere Bestandteile:* Berberis vulgaris (Berberitze; Sauerdorn)

**Dosierung**: Soweit nicht anders verordnet, nehmen Erwachsene und Kinder ab 12 Jahre bei akuten Zuständen alle halbe bis ganze Stunde, höchstens 6-mal täglich, je 5 Tropfen ein. Eine über eine Woche hinausgehende Anwendung sollte nur nach Rücksprache mit einem homöopathisch erfahrenen Arzt oder Heilpraktiker erfolgen. Bei chronischen Verlaufsformen 1- bis 3-mal täglich jeweils 5 Tropfen. Bei Besserung der Beschwerden ist die Häufigkeit der Einnahme zu reduzieren. Die Tropfen können unverdünnt oder auf einem

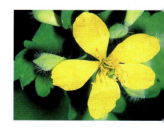

Schöllkraut (Chelidonium majus)

# Entgiftung

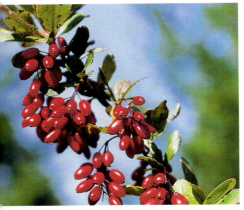

Berberitze
(Berberis vulgaris)

Teelöffel mit Wasser verdünnt eingenommen und einige Zeit im Mund belassen werden, bevor sie geschluckt werden. Die Einnahme ist unabhängig von den Mahlzeiten. Halten Sie sich auch dann an die Anwendungsvorschriften, wenn Sie sich bereits nach kürzerer Zeit besser fühlen. Bei der Anwendung über eine Zeit von mehr als 4 Wochen sollten die Leberfunktionswerte (Transaminasen) kontrolliert werden.

## Anregung der Nierenfunktion

Ein weiteres wichtiges Ziel einer Entgiftungskur ist es die Nierenfunktion anzuregen, denn nur so können die Schadstoffe auch endgültig ausgeschieden werden. Hierzu wurden in den Nierentropfen Cosmochema die Bestandteile Goldrute, Spanische Fliege und Berberitze kombiniert, die die Harnausscheidung fördern.

## Nierentropfen Cosmochema

| Bestandteile | Charakteristik gemäß homöopathischem Arzneimittelbild (Auszug) |
|---|---|
| **Berberis vulgaris** (Berberitze) | Nierenerkrankungen<br>Harnwegsinfekte<br>Blasenentzündungen<br>Gallensteine<br>Leberstörungen<br>Gicht |
| **Cantharis, Lytta vesicatoria** (Spanische Fliege) | Nierenerkrankungen<br>Blasenentzündung |
| **Solidago virgaurea** (Goldrute) | Schmerzen im Nierenbereich<br>Schwierigkeiten bei der Harnentleerung |

# Förderung des Lymphflusses

**Dosierung**: Bei akuten Zuständen alle halbe bis ganze Stunde, höchstens 12-mal täglich, je 5 Tropfen einnehmen. Bei chronischen Verlaufsformen 1- bis 3-mal täglich je 5 Tropfen einnehmen. Die Akutdosierung sollte in der Regel nicht länger als einige Tage (maximal 1 Woche) angewendet werden.

Bei bereits geschädigten Ausscheidungsorganen empfiehlt sich ein konsequenteres Vorgehen.

## Förderung des Lymphflusses

Das Bindegewebe hat unter anderem die Aufgabe, Nährstoffe zu speichern und Schadstoffe abzutransportieren. Hierzu „arbeitet" es zusammen mit dem Lymphsystem, das Flüssigkeit aus dem Gewebe aufnehmen und filtern kann. Das Komplexmittel Lymphomyosot N wurde entwickelt, um die Entgiftung des Bindegewebes und den Lymphabfluss anzuregen.

### Lymphomyosot N (Tropfen)

| Ausgewählte Bestandteile | Charakteristik gemäß homöopathischem Arzneimittelbild (Auszug) |
|---|---|
| **Calcium phosphoricum** (Kalziumhydrogenphosphat) | Konstitutionsmittel bei Lymphatismus<br>Erschöpfungszustände<br>Chronische Lymphdrüsenschwellung<br>Kropfleiden |
| **Ferrum jodatum** (Eisenjodid) | Nierenentzündungen<br>Chronische Lymphdrüsenschwellung |
| **Myosotis arvensis** (Vergissmeinnicht) | Krankhafte Schwellung der Lymphknoten |

*Weitere Bestandteile:* Aranea diadema (Kreuzspinne); Equisetum hiemale (Winterschachtelhalm); Fumaria officinalis (Erdrauch); Gentiana lutea (Gelber Enzian); Geranium robertianum (Ruprechtskraut); Levothyroxinum (Levothyroxin); Nasturtium officinale (Brunnenkresse); Natrium sulfuricum (Natriumsulfat); Pinus sylvestris (Walskiefer); Scrophularia nodosa (Braunwurz); Smilax (Stechwinde); Teucrium scorodonia (Salbei-Gamander); Veronica officinalis (Echter Ehrenpreis)

**Dosierung**: 3-mal täglich 15–20 Tropfen einnehmen.

## Entgiftung

### Behandlungsziel: Regeneration der Leber und Galle

Die Leber ist das wichtigste Organ des menschlichen Stoffwechsels. Unter anderem produziert sie lebenswichtige Eiweißstoffe, verwertet Nahrungsbestandteile, baut Schadstoffe ab und sorgt für deren Ausscheidung. Außerdem produziert sie die für die Verdauung so wichtige Gallenflüssigkeit.

Wenn die Gallenblase auf eine Überlastung mit Attacken wie Steinen oder schmerzhaften Krämpfen reagiert, muss dringend gehandelt werden. Die Basis ist eine gesunde Ernährung und Lebensweise, wie im Kasten erörtert.

> Leider werden Leber und Galle nur allzu oft stiefmütterlich behandelt und völlig überlastet bis überfordert, unter anderem mit zu fettem, süßem und üppigem Essen, mit zu viel Alkohol und durch Übergewicht.

### Geförderte Ernährungsberatung

Viele Krankenkassen bieten Ernährungsberatungen an. Auch Entspannungskurse werden zum Teil gefördert. Manche Kassen haben auch Sportprogramme in ihr Bonusprogramm aufgenommen – es lohnt sich auf jeden Fall, sich zu erkundigen.

Wenn speziell Ihre Leber angegriffen ist, ist das Kombinationspräparat Hepeel N empfehlenswert. Mariendistel und Schöllkraut sind weitere Bestandteile die – zusammen mit anderen homöopathisch aufbereiteten Bestandteilen (s. u.) – die Entgiftungskräfte der Leber aktivieren. Beide Kräuter kurbeln auf sanfte Weise den Gallefluss an.

**Dosierung**: Soweit nicht anders verordnet, 3-mal täglich 1 Tablette im Mund zergehen lassen. Bei Besserung der Beschwerden ist die Häufigkeit der Einnahme zu reduzieren.

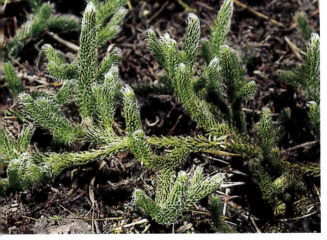

Bärlapp (Lycopodium clavatum)

## Regeneration der Leber und Galle

### Hepeel N

| Ausgewählte Bestandteile | Charakteristik gemäß homöopathischem Arzneimittelbild (Auszug) |
|---|---|
| Cinchona pubescens (Chinarinde) | Verdauungsschwäche<br>Gallenkoliken<br>Allgemeine Entkräftung |
| Citrullus colocynthis (Koloquinte) | Schmerzhafte Krämpfe des Magen-Darm-Kanals und des Gallensystems |
| Lycopodium clavatum (Bärlapp) | Störungen des Leber-Galle-Systems<br>Verdauungsstörungen |
| Nux moschata, Myristica fragrans (Muskatnuss) | Verdauungsschwäche mit Blähsucht |
| Phosphorus (Gelber Phosphor) | Entzündungen der Verdauungsorgane |

*Weitere Bestandteile: Chelidonium majus (Schöllkraut); Veratrum album (Weiße Nieswurz); Silybum marianum (Mariendistel)*

Es gibt weitergehende Methoden innerhalb der antihomotoxischen Medizin, um auch sehr fixierte Homotoxine und Blockaden zu lösen, die dann allerdings Anleitung durch einen Fachkundigen benötigen. Vieles können Sie dann wieder selbst machen, aber die Erfassung aller Homotoxine und Blockaden und das entsprechende Behandlungsprogramm braucht einen Profi.

# Beschwerden im höheren Lebensalter

> „Alle wollen es werden, keiner will es sein: alt"
>
> antike Erkenntnis

Auch im Alter kann man sich wohl fühlen, das Leben genießen. Gewiss kann man körperlich nicht mehr alles leisten wie in jungen Jahren, dafür ist man an Wissen und Erfahrung reicher, kann dem Treiben der Welt ein wenig gelassener zuschauen. So halten sich Verlust und Gewinn die Waage. Noch einmal jung sein, hat sicher seine Reize, aber da war auch manche Plage, manche Angst, zu der man sich nicht zurücksehnt. Nehmen wir die Welt, wie sie ist, machen wir unseren Frieden mit den Falten in unserem Gesicht und achten wir auf unsere Gesundheit.

Das Wichtigste für die Gesundheit ist ausreichende regelmäßige Bewegung, vor allem Laufen, Treppensteigen, möglichst Wandern und Radfahren und Schwimmen. Warum nicht auch mal Tanzen und Singen? Da beugen wir vielen Leiden vor, von der Osteoporose über Diabetes bis zu Herzkrankheiten, aber auch dem Trübsinn, der Altersdepression.

Zum Zweiten ist die Geselligkeit ein wichtiger Bereich, mit Freunden und Nachbarn, mit dem Verein und den alten Klassenkameraden, aber auch mit den jungen Nachkommen in der Familie. Man kann über alles sprechen, außer Krankheiten und Leid.

Geistig und körperlich fit bleiben

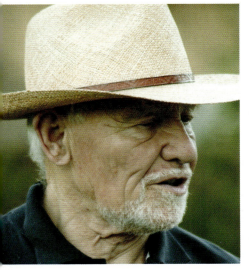

Und zum Dritten ist auf die rechte Ernährung zu achten, keine krampfhaften Diäten, sondern abwechslungsreich, vielfältig, naturnah und wohlschmeckend zubereitet. Da wir im Alter weniger zu essen brauchen, sollte jede Mahlzeit zum Genuss gemacht werden, klein, aber fein, ganz langsam gegessen, jeder Bissen genossen. Reichlich trinken dabei, da wird man von weniger satt und setzt keine unnötigen Pfunde an. Bloß nicht hungern, bloß nicht darben! Dazu ist das Leben zu kurz, um sich noch im höheren Alter mit Verzicht zu quälen. Vernunft reicht aus. Ein Gläschen Wein, ein Stückchen Schokolade? Aber ja, in Maßen und ohne Reue.

Und wenn es uns doch mal nicht so gut geht? Beim Hausarzt kann man schon mal über Krankheiten und Beschwerden sprechen, er schließt auch ernste Krankheiten aus. Für viele Unpässlichkeiten und Beschwerden brauchen wir aber keine eingreifenden Medikamente, wenn diese nur lindern sollen und den Krankheitsverlauf doch nicht beeinflussen.

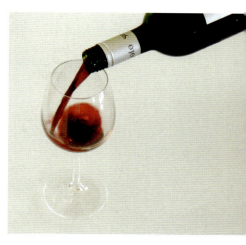

## Schwindel

Schwindel ist ein sehr vieldeutiges Symptom. Er kann als Nebenwirkung von Medikamenten auftreten, insbesondere wenn viele Medikamente eingenommen werden. Als Vergiftungsfolge kennt mancher den Schwindel auch nach übermäßigem Alkoholgebrauch. In beiden Fällen hilft nur weglassen, bei Medikamenten in Absprache mit dem Arzt, der die Behandlung angeordnet hat.

Mit Vernunft heißt, ohne Reue genießen

Urplötzlich kann Schwindel bei einem Schlaganfall, bei Durchblutungsstörungen oder bei einem Zusammenbruch der Regulation bei der Menière'schen Krankheit auftreten – da muss unbedingt rasch ärztliche Hilfe gesucht werden, um fatale Verschlechterungen zu vermeiden.

Häufig entsteht Schwindel aber aus harmlosen Störungen, besonders im höheren Lebensalter. Die Ursachen sind unter anderem Störungen im Bewegungsapparat, meist im Nacken, nachlassende Leistungsfähigkeit des Gehirns oder Durchblutungsstörungen im Hinterkopf. In diesen Fällen, zur Linderung der Schwindelsymptome, eignet sich das Komplexmittel Vertigoheel.

**Dosierung/Tabletten:** 3-mal täglich 1 Tablette im Mund zergehen lassen; bei akuten Zuständen alle halbe bis ganze Stunde, höchstens 12-mal täglich 1 Tab-

## Vertigoheel (Tropfen und Tabletten)

| Bestandteile | Charakteristik gemäß homöopathischem Arzneimittelbild (Auszug) |
|---|---|
| Ambra grisea (Grauer Amber) | Gefäßverkalkung<br>Voralterung<br>Fehlsteuerungen des vegetativen Nervensystems<br>Nervöse Übererregbarkeit<br>Nervöse Erschöpfung |
| Anamirta cocculus (Kokkelskörner) | Schwindelgefühl<br>Reisekrankheit/-übelkeit<br>Hirngefäßverkalkung<br>Hinterhauptkopfschmerz<br>Nervöse Störungen und Verstimmungszustände, auch nach Schlafmangel<br>Krämpfe und Lähmungen |
| Conium maculatum (Gefleckter Schierling) | Hirngefäßverkalkung<br>Verstimmungszustände |
| Petroleum rectificatum (Steinöl) | Schwindel |

lette im Mund zergehen lassen. Nach Rücksprache mit einem Arzt kann die Dosis bei Bedarf auf 3-mal täglich 3 Tabletten erhöht werden. Kinder erhalten die in der folgenden Tabelle angegebene Dosierung.

**Dosierung/Tropfen:** 3-mal täglich 10 Tropfen einnehmen. Bei akuten Zuständen alle halbe bis ganze Stunde, höchstens 12-mal täglich, je 10 Tropfen einnehmen.

## Dosierung von Vertigoheel bei Kindern

| Altersgruppe | Normaldosierung | Akutdosierung |
|---|---|---|
| Kleinkinder 4–6 Jahre | 3-mal täglich ½ Tablette | 6-mal täglich ½ Tablette |
| 7–11 Jahre | 2-mal täglich 1 Tablette | 8-mal täglich ½ Tablette |
| > 12 Jahre | Erwachsenendosierung | Erwachsenendosierung |

# Kräftigung des Herzens

## Behandlungsziel: Kräftigung des Herzens

Auch ohne Krankheit lässt die Leistung des Herzens mit den Jahren nach. Die Blutgefäße werden starrer, sie passen sich weniger an Belastung an.

Bei nervösen Herzstörungen und Herzschwäche ist es wichtig, auch natürliche Behandlungsmethoden mit in Betracht zu ziehen. Pflanzliche Mittel oder Komplexhomöopathie unterstützen das Herz und können gut über manche wetterabhängige Schwäche hinweghelfen.

Zur Kräftigung des Herzens gibt es viele bewährte Arzneipflanzen. Ihre volle Wirkung entfalten sie, homöopathisch aufbereitet, im Kombinationspräparat Cralonin Tropfen. Diese Tropfen sind besonders gut verträglich.

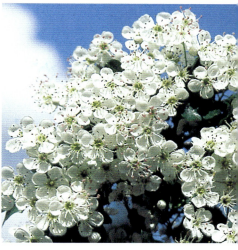

Crataegus oxyacantha (Weißdorn)

## Cralonin Tropfen

| Bestandteile | Charakteristik gemäß homöopathischem Arzneimittelbild (Auszug) |
|---|---|
| Crataegus oxyacantha (Weißdorn) | Herz- und Kreislaufstörungen wie Herzschwäche<br>Altersherz<br>Herzrhythmusstörungen<br>Angina pectoris<br>Störungen des Blutdrucks |
| Kalium carbonicum (Pottasche) | Herzerkrankungen<br>Wasseransammlungen im Gewebe<br>Allgemeine Schwäche |
| Spigelia anthelmia (Wurmkraut) | Akute Herzentzündungen<br>Angina pectoris |

**Dosierung**: Bei akuten Zuständen alle halbe bis ganze Stunde, höchstens 12-mal täglich, 10 Tropfen einnehmen. Bei chronischen Verlaufsformen 3-mal täglich 10 Tropfen einnehmen. Hinweis: Nicht bei Kindern unter 12 Jahren anwenden.

## Beschwerden im höheren Lebensalter

**Bitte beachten!**
Schmerzen in der Herzgegend, die in die Arme, den Oberbauch, den Nacken oder in den Rücken ausstrahlen können, und insbesondere bei Frauen eine Kombination aus Kurzatmigkeit, ungewöhnlicher Müdigkeit und Schwäche, Schlafstörungen sowie Übelkeit und Erbrechen, müssen Sie sofort ärztlich abklären lassen. Notfalls rufen Sie den Rettungsdienst. Bei sofortiger Behandlung ist ein Herzinfarkt kein so großes Problem mehr. Wie beim Schlaganfall ist jede Minute kostbar.

**Altersherz**
Mit Herztropfen N Cosmochema ist es möglich, das Altersherz auf natürlichem Wege zu behandeln. Neben dem bekannten „Herzstärker" Weißdorn enthält das homöopathische Komplexmittel noch fünf andere bewährte Mittel für das Herz. Die besondere Zusammenstellung der Bestandteile bewirkt, dass sie sich in ihrer Wirkung gegenseitig ergänzen und verstärken.

**Dosierung**: Soweit nicht anders verordnet, alle 3 bis 4 Stunden von 5 Tropfen ansteigend bis zur individuellen Erhaltungsdosis, üblicherweise 3- bis 4-mal täglich 10 Tropfen, einnehmen.

## Herztropfen N Cosmochema

| Ausgewählte Bestandteile | Charakteristik gemäß homöopathischem Arzneimittelbild (Auszug) |
|---|---|
| Crataegus oxyacantha (Weißdorn) | Herz- und Kreislaufstörungen wie Herzschwäche, Altersherz, Herzrhythmusstörungen, Angina pectoris Störungen des Blutdrucks |
| Cytisus scoparius, Spartium scoparium (Besenginster) | Herzrhythmusstörungen Herzschwäche mit niedrigem Blutdruck |
| Selenicereus grandiflorus (Königin der Nacht) | Organische und funktionelle Herzkrankheit Krämpfe der Gefäße Gefäßverkalkung Bluthochdruck |
| Spigelia anthelmia (Wurmkraut) | Akute Herzentzündungen Angina pectoris |
| Strophantus gratus (Angenehmer Strophantus) | Herzschwäche |

*Weitere Bestandteile: Urginea maritima (Meerzwiebel)*

# Arthrose

**Behandlungsziel:
Bewegliche, schmerzfreie Gelenke**

Die Arthrose (Gelenkverschleiß) ist weit verbreitet. Rund 80 Prozent aller über 55-Jährigen zeigen bei Röntgenuntersuchungen typische Arthrosezeichen. Deswegen müssen aber keine Beschwerden bestehen, das Röntgenbild sagt nichts über die Beschwerden. „Arthroseschmerzen" können auch durch ungenügende Muskelbelastung entstehen.

Bewegung ist jedenfalls die wichtigste Behandlung, wenn noch keine schwerwiegenden Zerstörungen des Knorpels oder gar des Knochens entstanden sind.

Ziel der Arthrosebehandlung ist es, die entzündlichen Vorgänge im Gelenk zu beheben, die Gelenkzerstörung hinauszuzögern und den Schmerz zu lindern. Wenn die Gelenke morgens beim Aufstehen steif sind, wenn Spannungsgefühle oder Belastungsschmerzen in einzelnen Gelenken auftreten, dann sollte man dringend etwas dafür tun, die Beweglichkeit zu erhalten und die Gelenke zu schützen. Zunächst einmal ist es wichtig, eventuelle Belastungsfaktoren auszuschließen, z. B. Fehlstellungen der Füße durch Einlagen oder Ausgleich von unterschiedlichen Beinlängen.

Hilfreich sind Übungen zur Kräftigung der gelenkumgebenden Muskulatur und Wärme. Schwimmen und Radfahren sind die besten Sportarten.

Ist die Gelenkinnenhaut entzündet („aktivierte Arthrose"), lindern hingegen Kälteanwendungen den starken Schmerz. Und schließlich bietet die moderne Homöopathie wirksamen Schutz, auch als Langzeittherapie.

Rheumaschmerzmittel sollten nicht langfristig eingenommen werden, denn sie haben keinen Einfluss auf das Fortschreiten der Erkrankung. Längere Zeit eingenommen, können viele dieser Medikamente zu Magen-Darm-Beschwerden führen, manche sind für Menschen mit Herzerkrankungen nicht geeignet. Dabei hat die Homöopathie ein Präparat zur Hand, das in seiner Wirkung mit diesen Präparaten gleichgesetzt werden kann: Wissenschaftliche Studien haben belegt, dass Zeel comp. N bei leichter bis mittelschwerer Arthrose genauso gut wirkt wie die typischen Arthrosemittel Diclofenac und COX-2-Hemmer, denn es wirkt regulierend auf die Entzündung. Es greift den Magen nicht an und ist sehr gut verträglich. Da es von den Patienten so gut vertragen wird, eignet sich Zeel comp. N besonders zur Langzeittherapie. Bei konstanter Einnahme lindert es die Entzündung in den Gelenken und nach vier bis sechs Wochen nehmen die Arthrosebeschwerden ab. Generell ist aber auch bei homöopathischen Arzneimitteln zu beachten, dass sie über längere Zeit nicht ohne ärztlichen Rat eingenommen werden sollten.

## Zeel comp. N (Tabletten und Salbe)

| Bestandteile | Charakteristik gemäß homöopathischem Arzneimittelbild (Auszug) |
|---|---|
| Arnica montana (Bergwohlverleih) | Myalgien nach Überlastung |
| Rhus toxicodendron, Toxicodendron quercifolium (Giftsumach) | Rheumatische Schmerzen in Knochen, Knochenhaut, Gelenken, Sehnen und Muskeln<br>Lähmigkeiten, Lähmungen<br>Folgen von Verletzungen und Überanstrengungen |
| Sanguinaria canadensis (Kanadische Blutwurz) | Rheumatismus |
| Solanum dulcamara (Bittersüß) | Entzündungen der Gelenke, ausgelöst durch Kälte und Nässe |
| Sulfur (Schwefel) | Rheumatische Beschwerden |

**Dosierung/Tabletten**: 3-mal täglich 1 Tablette im Mund zergehen lassen.
**Dosierung/Salbe**: Morgens und abends auf die betroffenen Stellen auftragen, z. B. im Bereich des Kniegelenkes einen 4–5 cm langen Salbenstrang einmassieren.

# Nervöse Unruhe und Stress

## Behandlungsziel:
## Das Stress-Karussell anhalten

Rund die Hälfte aller Deutschen fühlt sich regelmäßig gestresst, so eine repräsentative Emnid-Umfrage. Tendenz zunehmend. Dabei ist das subjektive Stressempfinden bei Männern und bei Frauen etwa gleich stark ausgeprägt.

Was ist Stress? In Belastungssituationen produziert der Körper vermehrt bestimmte Hormone wie Adrenalin und Kortisol. Adrenalin bewirkt eine Erhöhung der Herz- und der Atemfrequenz und lässt den Blutdruck ansteigen. Das ist eigentlich eine normale und sinnvolle Anpassung des Organismus auf einen äußeren (Gefahren)-Reiz. Nur wird der Stress im heutigen Alltag nicht durch eine Kampf- oder Fluchtreaktionen „abgebaut" – so wie es die Natur ursprünglich vorgesehen hatte. Körperliche Belastung bis nahe an die Leistungsgrenze wäre die natürliche Maßnahme, um die Stressreaktion abzubauen.

Steht man dauerhaft unter Stress, bleiben die Stresshormon-Spiegel erhöht, was zu körperlichen Beeinträchtigungen wie Abwehrschwäche, Herz-Kreislauf-Problemen oder Erschöpfung führen kann. Auch für die Psyche hat andauernder Stress negative Folgen: Allgemeine Nervosität und Unruhe machen sich breit, die Fehlerhäufigkeit steigt, und das stresst noch einmal mehr. Daher wird der erholsame Schlaf seltener. Ein Teufelskreis setzt ein: Durch mangelnden Schlaf ist man weniger belastbar und empfindet den täglichen Stress stärker. Dadurch wiederum werden die Stressfolgen immer ausgeprägter, die Schlafstörungen nehmen zu. Konflikte werden nicht bewältigt, die Psyche wird überfordert. Das Immunsystem streikt. Erkrankungen sind zusätzlicher Stress – und so weiter. Es besteht dringender Handlungsbedarf.

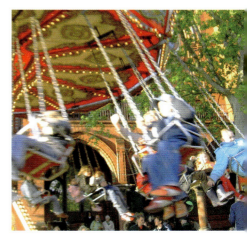

Stoppt das Stress-Karussell

## Nervöse Unruhe und Stress

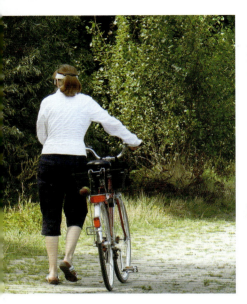

Ausdauersport wie Fahrradfahren in der Natur ist ideal, um Belastungen des Alltags loszuwerden

Nervöse Unruhe und Stress sind Grundprobleme, die verschiedenste Auswirkungen haben können: von Störungen des Schlaf-Wach-Rhythmus über Magenprobleme bis hin zu Aggressivität. Dabei ist es im Grunde „nur" der Stress, der alles durcheinanderbringt. Wenn Sie es schaffen, für den richtigen Ausgleich zu sorgen, werden Sie Ihre innere Ruhe garantiert wieder finden. Hilfreich ist es, im Alltag einige einfache Regeln zu beachten:

- Ausdauersport ist ideal, um Belastungen des Alltags loszuwerden und Energie zu tanken. Oder Sie gehen regelmäßig eine halbe Stunde spazieren. Falsch wäre es, in der Freizeit zusätzlichen Wettbewerb und Nervenkitzel zu suchen.
- Entspannungsmethoden wie Yoga und Autogenes Training helfen zuverlässig bei Nervosität und bauen Stress ab. Viele Volkshochschulen bieten solche Kurse an.
- Ordnungstherapie bringt einen konstanten Tagesrhythmus von Spannung und Entspannung. Achten Sie auf einen geregelten Tagesablauf mit ausreichend Pausen bzw. Tätigkeitswechsel zwischen nervlicher Anspannung und körperlicher Belastung. Abends sollten Sie immer zur gleichen Zeit ins Bett gehen. Der Körper gewöhnt sich mit der Zeit an einen geregelten Schlaf-Wach-Rhythmus. Ein Hund macht es Ihnen vor: Zur Minute fordert er seinen Ausgang.
- Sorgen Sie für die richtige „Schlafhygiene". Ruhe, Dunkelheit, angenehme frische Luft. Das Zimmer muss richtig abgedunkelt sein, denn der Körper produziert das Hormon Melatonin, das den Menschen schläfrig macht, nur bei Dunkelheit. Matratze und Bettzeug sollten angepasst und von guter Qualität sein. Fernsehen im Bett ist Gift! Ablenkung durch Actionfilme ist keine Entspannung.

## Symptome von nervöser Unruhe

Das moderne Komplexmittel Neurexan mit Extrakten aus dem Kraut der Passionsblume hilft

> Unterstützen können Sie Ihre Nerven mit einem geeigneten homöopathischen Arzneimittel.

gegen nervöse Unruhezustände. Die Passionsblume enthält unter anderem Flavonoide und Glykoproteine, die möglicherweise für ihre Wirksamkeit bei nervöser Unruhe verantwortlich sind.

In Neurexan ist die Passionsblume mit drei anderen wichtigen Wirkstoffen in homöopathisierter Form kombiniert. Die vier Wirkstoffe regulieren die Hirnfunktionen auf natürliche Weise. Diesen Einfluss auf die Gehirnaktivität konnte eine Studie belegen (*Dimpfel W, 2007*) die den Gehirnstrom von Personen in Stress-Situationen mittels EEG (Elektroenzephalogramm) untersuchte: Unter Neurexan nahm die Stressbelastung innerhalb kurzer Zeit messbar ab.

### Symptome zur Erkennung von nervöser Unruhe
- Nervosität und ständige Unruhe in den Gliedmaßen
- Durch Nervosität und Stress bedingte Konzentrationsschwäche
- Verminderte geistige und körperliche Leistungsfähigkeit in Beruf, Schule und Privatleben
- Müdigkeit und Erschöpfungszustände
- Unkontrollierte Stimmungsschwankungen und permanente Gereiztheit
- Erhöhter Puls
- Kopfschmerzen
- Magenbeschwerden
- Verspannungen
- Durch Stress verstärkte krankhafte Veränderungen des Hautbildes wie Akne oder Schuppenflechte
- Probleme wälzen in der Nacht

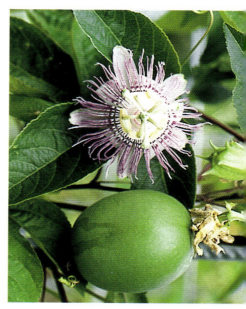

Passionsblume (Passiflora incarnata)

Neurexan wird auch bei akuten Beschwerden eingesetzt, denn das Präpa-

## Nervöse Unruhe und Stress

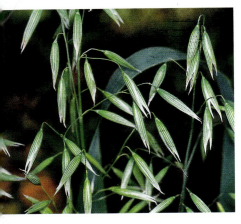

Avena sativa (Hafer)

rat kann innerhalb von 30 bis 60 Minuten wirken. Es macht am Tag nicht müde, sondern stärkt die Konzentrations- und Leistungsfähigkeit.

Negative Wirkungen auf Fahrtüchtigkeit oder eine Gewöhnung sind nicht zu befürchten. Eine Einnahme zusätzlich zu anderen Medikamenten stellt kein Problem dar. Im Gegenteil: Neurexan wirkt ursächlich neben symptomatischen allopathischen Medikamenten und wirkt in Richtung der Beseitigung der stressbedingten Störungen.

**Dosierung/Tabletten:** 1- bis 3-mal täglich 1 Tablette im Mund zergehen lassen. Bei akuten Zuständen alle halbe bis ganze Stunde, bis zu 12-mal täglich, 1 Tablette unter der Zunge zergehen lassen.

**Dosierung/Tropfen:** Bei akuten Zuständen alle halbe bis ganze Stunde, höchstens 12-mal täglich, je 5 Tropfen, bei chronischen Verlaufsformen 1- bis 3-mal täglich 5 Tropfen einnehmen. Zur Verbesserung der Wirkung sollten die Tropfen nach Möglichkeit eine Zeitlang im Mund behalten werden.

Hinweis: Nicht bei Kindern unter 12 Jahren anwenden.

### Neurexan (Tabletten und Tropfen)

| Bestandteile | Charakteristik gemäß homöopathischem Arzneimittelbild (Auszug) |
|---|---|
| Avena sativa (Hafer) | Erschöpfungszustände und Schlafstörungen bei Überforderung nach Krankheiten |
| Coffea arabica (Kaffee) | Schlafstörungen<br>Neuralgien |
| Passiflora incarnata (Passionsblume) | Schlafstörungen<br>Unruhezustände<br>Krampfleiden |
| Zincum isovalerianicum (Zinkvalerianat) | Nervöse Schlafstörungen mit „unruhigen Beinen"<br>Nervenschmerzen |

# Kindliche Unruhe bei Krankheitszuständen

Eltern möchten, was die Gesundheit ihrer Kinder betrifft, alles richtig machen. Gerade beim ersten Kind herrscht oft noch Unsicherheit: Was, wenn das neue Baby mit Weinen und Schreien gar nicht aufhören will? Oder wenn plötzlich die Temperatur steigt? Viele junge Eltern stehen hilflos vor der Frage: Was tut da weh, wie können wir helfen?

Häufig sind die ersten Zähne an diesen Problemen Schuld, sogar Fieber kann auftreten. Doch es gibt noch diverse andere Gründe für Unruhe und Fieber! Wie gut, dass die Medizin bewährte Mittel kennt, um den Allerkleinsten ihr Leben wieder leichter zu machen, das Symptom zu mindern, ohne Gefährdungen zu verdecken.

Wichtig ist es im Akutfall, dass sich junge – womöglich unerfahrene – Eltern nicht erst an eine mühselige „Ursachenforschung" machen müssen. Das ist möglich, indem man sanfte Mittel gegen die Unruhe einsetzt, die bei vielen verschiedenen Auslösern helfen. Homöopathische Komplexmittel bieten dieses breite Wirkspektrum und Ruhe und guter Schlaf kehren meist schnell wieder ein.

### Hilfe für Eltern von Schreikindern

Meist sind es ganz normale Ursachen, die Babys und Kindern vorübergehend den Schlaf rauben und sie weinen oder schreien lassen. Hilfe sollten Sie allerdings in Anspruch nehmen, wenn Ihr Baby seit mehr als drei Wochen an mehr als drei Tagen in der Woche länger als drei Stunden am Tag schreit, üblicherweise nicht länger als eine halbe bis dreiviertel Stunde und tagsüber oft nur zehn Minuten am Stück schläft. Auch wenn Ihr Kind in der Regel ohne erkennbaren Grund zu schreien beginnt und kaum zu beruhigen ist oder wenn Sie sich als Eltern am Ende Ihrer Kräfte fühlen oder sich mit Selbstzweifeln plagen, gilt es ei-

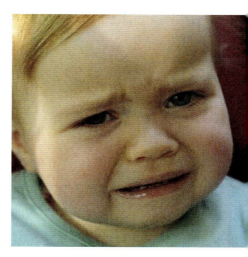

Was tut da weh?

Allein in Frankfurt gibt es z. B. drei Einrichtungen: Die „Schreisprechstunde" im „FrauenGesundheitsZentrum" existiert seit zehn Jahren, die „Ambulanz für Säuglinge und Kleinkinder" am Sigmund-Freud-Institut seit sechs und die „Schreiambulanz" im Clementine Kinderhospital seit 2007. Die Kosten für eine kurze Beratung oder eine längere Therapie trägt in der Regel die Krankenkasse.

nen professionellen Rat in Anspruch zu nehmen. Die erste Anlaufstelle ist dann der Kinderarzt. Es gibt auch spezielle Schreibaby-Ambulanzen.

In Viburcol N sind die homöopathisch aufbereiteten Inhaltsstoffe aus Pflanzen und Mineralien ergänzend aufeinander abgestimmt. Sie wirken lindernd und beruhigend. Homöopathische Komplexmittel sind problemlos kombinierbar mit schulmedizinischen Präparaten wie Fiebersenkern, Schleimlösern usw. Sie verlieren ihre Wirkung nicht, wenn sie zusammen mit anderen Medikamenten gegeben werden. Im Gegenteil: Oft lässt sich die Dosierung der „harten" Präparate sogar verringern.

## Viburcol N (Zäpfchen)

| Ausgewählte Bestandteile | Charakteristik gemäß homöopathischem Arzneimittelbild (Auszug) |
|---|---|
| Atropa belladonna (Tollkirsche) | Hochfieberhafte Entzündungen |
| Chamomilla recutita (Kamille) | Entzündungen der Atemorgane<br>Zahnungsbeschwerden<br>Entzündungen und Krämpfe der Verdauungsorgane<br>Heftige Schmerzzustände<br>Verstimmungszustände mit Reizbarkeit |
| Plantago major (Breitwegerich) | Schmerzen im Kopfbereich<br>Einnässen<br>Durchfall<br>Hautausschläge |
| Pulsatilla pratensis (Wiesenkuhschelle) | Entzündungen verschiedenster Art<br>Kopfschmerzen<br>Schlafstörungen<br>Seelische und nervöse Störungen<br>Verstimmungszustände |

*Weitere Bestandteile:* Calcium carbonicum Hahnemanni (Austernschalenkalk)

# Fiebersenkung

**Dosierung**: Säuglinge nach Rücksprache mit dem Arzt täglich höchstens 1 Zäpfchen. Kleinkinder bis zum 6. Lebensjahr täglich 1–2 Zäpfchen. Kinder zwischen dem 6. und 12. Lebensjahr täglich 1–3 Zäpfchen. Ab 12 Jahren täglich 1–4 Zäpfchen.

## Behandlungsziel: sanfte Fiebersenkung

Fieber muss nur bei Gefährdung behandelt werden, z. B. bei Kindern mit Fieberkrämpfen. Häufigste Ursachen für kindliches Fieber sind Erkältungskrankheiten, Blasenentzündungen, Magen-Darm-Infekte, Flüssigkeitsverluste oder Kinderkrankheiten.

Eine Körpertemperatur zwischen 36 und 37,5 °C ist bei Kindern normal, bei Anstrengung kann sie kurzfristig auch durchaus etwas höher liegen. Hat ein Kind Fieber, ist das zunächst einmal ein gutes Zeichen, denn der Körper wehrt damit ja einen Angriff auf die Gesundheit ab. Trotzdem sollte das Fieber nicht über 39 °C steigen. Wenn es doch so weit kommt, können Sie folgendermaßen Abhilfe schaffen:

- Ruhe und Schonung und ein kleines Verwöhnprogramm sind jetzt das Richtige.
- Ihr Kind sollte viel und oft trinken, da Flüssigkeitsverluste Fieber noch mehr ansteigen lassen. Am besten stilles Mineralwasser und Kräutertees.
- Das fiebernde Kind sollte nicht zu warm angezogen sein; damit kein Wärmestau entsteht, sollte schwere Bettwäsche durch leichte Decken ersetzt werden.
- Kopf, Nacken, Arme und Beine mit lauwarmem (nicht mit kaltem!) Wasser benetzen. Durch das Trocknen an der Luft kühlt der Körper sanft ab.
- Bei Warnzeichen wie länger anhaltendem Fieber mit Temperaturen über 39 °C oder bei Fieber über 40 °C, oder bei Bewusstseinstrübung einen Arzt konsultieren.

**Wadenwickel richtig:** Ein dünnes feuchtes Tuch ohne weitere Abdeckung auf die Waden legen. Keine Folie, keine weiteren Wickel, denn die verhindern gerade die Kühlung. Keine Wadenwickel, wenn das Kind friert oder kalte Hände oder Füße hat.

# Kindliche Unruhe

## Fieber-Zäpfchen N Cosmochema

| Ausgewählte Bestandteile | Charakteristik gemäß homöopathischem Arzneimittelbild (Auszug) |
|---|---|
| Aconitum napellus (Blauer Eisenhut) | Hochakute entzündliche Erkrankungen |
| Baptisia tinctoria (Wilder Indigo) | Schwere, fiebrige Infektionen |
| Echinacea angustifolia (Schmalblättrige Kegelblume) | Schwere und fieberhafte Infektionen Anregung der körpereigenen Abwehr |
| Lachesis mutus (Buschmeister) | Entzündungen und Blutungen der Haut und Schleimhäute Infektionskrankheiten Herz- und Kreislaufschwäche Nervenschmerzen |
| Vincetoxicum hirundinaria (Weiße Schwalbenwurz) | Virusinfektionen |

*Weitere Bestandteile:* Lycopodium clavatum (Keulen-Bärlapp); Rhus toxicodendron (Giftsumach); Pulsatilla pratensis (Wiesenküchenschelle); Chamomilla recutita (Echte Kamille); Sulfur (Schwefel)

Statt die erhöhte Temperatur mit „schwerem Geschütz" zu bekämpfen, ist es viel besser, es sanft zu senken und gleichzeitig die Selbstheilungskräfte des Körpers anzuregen.

Ideal sind homöopathische Arzneien aus der Natur, zum Beispiel das milde Kombinationspräparat Fieber-Zäpfchen N Cosmochema.

**Dosierung**: 1- bis 3-mal täglich 1 Zäpfchen einführen. Fieber-Zäpfchen N Cosmochema sollten ohne ärztlichen Rat nicht länger als acht Wochen angewendet werden.

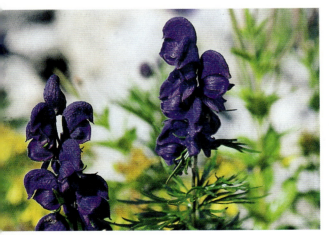

Blauer Eisenhut (Aconitum napellus)

# Diabetes-Folgeerkrankungen

In Deutschland wird zu viel gegessen, zu wenig bewegt und dadurch sind viele Menschen zu dick. In der Folge sind bereits 8 Millionen Menschen von Diabetes betroffen. Die Anzahl der Diabetiker stieg in den letzten Jahren weltweit stark an. Die meisten leiden unter Typ-II-Diabetes, dem früher sogenannten „Altersdiabetes", der als Folge des Übergewichts zusammen mit Bluthochdruck und Fettstoffwechselstörungen auftritt. Man spricht dann vom „Metabolischen Syndrom". Die Folgeerkrankungen sind einerseits Durchblutungsstörungen an wichtigen Organen mit den möglichen Konsequenzen Herzinfarkt, Schlaganfall und Gehstörungen. Andererseits kann der erhöhte Blutzucker selbst schwerwiegende Spätfolgen haben, zum Beispiel Erblindung, Nierenversagen oder das diabetische Fußsyndrom, das zur Amputation führen kann. Um Spätschäden zu vermeiden, ist es unbedingt notwendig, den Blutdruck, den Fett- und den Zuckerstoffwechsel zu optimieren. Wenn das Metabolische Syndrom schon so weit fortgeschritten ist, muss meist eine medikamentöse Therapie erfolgen, die aber immer durch eine konsequente Umstellung des Lebensstils – Gewichtsabnahme durch richtige Ernährung und ausreichend Bewegung – begleitet werden sollte. Die Zuckerkrankheit ist eine typische „Ablagerungskrankheit", wie in der Einführung beschrieben. Denn ohne die Fettpolster wäre die Zuckerkrankheit so selten wie in den Nachkriegsjahren.

Die wesentlichen Bausteine für die Diabetes-Prophylaxe und -therapie sind daher eine gesunde, ausgewogene Kost und ausreichende sportliche Betätigung. Am besten geeignet sind Ausdauersportarten wie Schwimmen, Walking oder Radfahren. Maßnahmen der Naturheilkunde und der modernen Homöopathie können die Behandlung sinnvoll unterstützen.

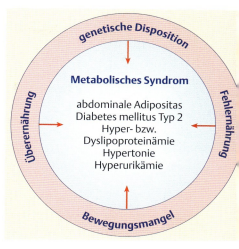

Metabolisches Syndrom

# Diabetes-Folgeerkrankungen verzögern

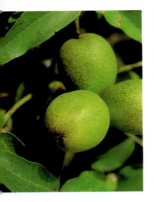

Juglans
(Walnuss)

### Entgiftung ist Vorbeugung

Es ist immer besser, einer Erkrankung vorzubeugen, als sie zu behandeln. Mit einer regelmäßigen Entgiftungskur zweimal im Jahr (s. S. 33 f.) lässt sich der Entstehung von Diabeteskomplikationen vorbeugen. Das Wichtigste sind jedoch Bewegung und die richtige Ernährung.

Moderne Homöopathika können dazu beitragen, die Körperorgane und das Bindegewebe zu entgiften. Wirkungen von Lymphomyosot N auf Lymphödeme wurden im Rahmen klinischer Untersuchungen belegt (*Eiber A et al., 2003*). Durch die Stimulation des Lymphabflusses wird ein positiver Effekt bei chronischen Entzündungsprozessen erreicht. Dies ist wichtig, um eine diabetische Nervenstörung (Polyneuropathie) zu verhindern bzw. zu lindern.

## Lymphomyosot Tabletten / Lymphomyosot N Tropfen

| Ausgewählte Bestandteile | Charakteristik gemäß homöopathischem Arzneimittelbild (Auszug) |
|---|---|
| Aranea diadema (Kreuzspinne) | Gefühlsempfindungsstörungen<br>Periodische Nervenschmerzen |
| Calcium phosphoricum (Kalziumhydrogenphosphat) | Konstitutionsmittel bei Lymphatismus<br>Erschöpfungszustände |
| Equisetum hiemale (Winterschachtelhalm) | Nieren- und Harnwegserkrankungen |
| Ferrum jodatum (Eisenjodid) | Chronische Lymphdrüsenschwellung<br>Nierenentzündungen |
| Juglans* (Walnuss) | Lymphknotenentzündungen<br>Leberstörungen |

*Weitere Bestandteile:* Myosotis arvensis (Acker-Vergissmeinnicht); Veronica officinalis (Ehrenpreis Echter); Teucrium scorodonia (Salbei-Gamander); Pinus sylvestris (Waldkiefer); Gentiana lutea (Gelber Enzian); Smilax (Stechwinde); Scrophularia nodosa (Braunwurz); Natrium sulfuricum (Glaubersalz); Fumaria officinalis (Erdrauch); Levothyroxinum (Levothyroxin); Geranium robertianum (Storchenschnabel); Nasturtium officinale (Brunnenkresse)
* nur in Tabletten – nicht in anderen Darreichungsformen

**Dosierung/Tabletten:** 3-mal täglich 3 Tabletten im Mund zergehen lassen.

**Dosierung/Tropfen:** 3-mal täglich 15–20 Tropfen einnehmen.

# Magen-Darm-Beschwerden

Man schluckt vieles im Leben, manches davon „schlägt allerdings auf den Magen", und mitunter „geht etwas in die Hose". Diese Redewendungen weisen auf den Zusammenhang zwischen seelischer Belastung und Störungen im Magen-Darm-Trakt hin. Unser Verhalten – Essweise, Nahrungszusammensetzung und -zubereitung, Reizung durch „Genuss"-Gifte – hat darüber hinaus Einfluss auf das Funktionieren der Verdauung. Von harmlosen flüchtigen Störungen wie bei Infekten bis hin zu lebensbedrohlichen oder lebenslang anhaltenden Krankheiten reicht die Palette. Ein gesunder Darm mit Ausgewogenheit der Darmmikroben ist Voraussetzung für Gesundheit überhaupt. Und der richtige Umgang mit der Nahrungsaufnahme und -ausscheidung auch.

> Dass der Darm unser wichtigstes Immunorgan ist und für die Abwehr von Infektionen nicht nur aus dem Magen-Darm-Trakt eine entscheidende Rolle spielt, ist weniger bekannt.

Vielleicht kennen Sie selbst Ihre Schwächen. Als Anregung ein paar Hinweise:

- Essen braucht Ruhe: Früher war das Tischgebet verbreitet, so konnte man sich von der täglichen Mühsal lösen. Auch heute gilt es Arbeit und Sorgen aussen vor zu lassen. So oder anders: Ein kurzes Besinnen und Vorbereiten auf das Essen fördert das Wohlbefinden. Streit bei Tische garantiert Verdauungsstörungen.
- Essen braucht Zeit: Wer schnell isst, braucht immer mehr bis zum Sättigungsgefühl. Hier ist die Essgeschwindigkeit von Übergewichtigen im Vergleich mit Normalgewichtigen sehr aufschlussreich. Das Trinken nicht vergessen, auch das stärkt die Sättigung.
- Essen mit Bedacht: Geschmack ist ja verschieden und sehr von der persönlichen Tradition abhängig. Krasse Änderung der Ernährungsgewohnheiten und Nahrungsmittel in Richtung Fastfood haben bei ursprünglich naturnah lebenden Völkern schwerwiegende Krankheiten ausgelöst, insbesondere Diabetes und Bluthochdruck mit allen Folgen. Dabei ist es so einfach: Mit Gemüse und Obst sättigen, hochkalori-

# Magen-Darm-Beschwerden

> **Essen wie ein Wolf oder wie ein Reh?**
> Fleischfresser brauchen nur ein bis zwei Mal täglich Nahrung, reine Pflanzenfresser viele Stunden lang. Die Nahrung bestimmt also Menge und den Rhythmus. Bestimmen Sie Ihren Typ und richten Sie danach Ihren Plan.

sche energiereiche Nahrungsmittel nur als Beigabe in entsprechend geringen Mengen. Cave: Mit zunehmendem Alter sinkt der Nahrungsbedarf weit ab, bei Bewegungsarmut ganz besonders.

## Behandlungsziel:
## Soforthilfe bei Magenüberlastung

Haben Sie Ihrem Magen einmal zu viel zugemutet und er nimmt es Ihnen übel, so braucht er zunächst Zeit, um sich zu erholen. Eine Esspause schadet nicht, niemals ohne Hunger essen. Trinken Sie dazu über den Tag verteilt mehrere Tassen frisch zubereiteten Kräutertee. Viele Pflanzen sind heilsam für den überlasteten Magen. „Klassiker", die jeder im Hause haben sollte, sind Salbei, Kamille, Pfefferminze, Melisse und Fenchel/Kümmel/Anis. Aus diesen und weiteren Pflanzen werden auch entsprechende Mittel angeboten.

Ein weiteres klassisches Mittel bei Magen-Darm-Beschwerden durch Überlastung ist das Homöopathikum Nux vomica, das zum Beispiel im modernen Komplexmittel Nux vomica-Homaccord enthalten ist. Verwendet werden die reifen, getrockneten Samen der Pflanze Strychnos nux-vomica, die in Ostindien beheimatet ist. Nux vomica ist sehr vielfältig einsetzbar, ein Schwerpunkt sind Magen-Darm-Beschwerden wie Aufstoßen, Blähungen, Übelkeit und Erbrechen, verdorbener Magen oder Reizmagen, wenn sie durch Genussmittelmissbrauch oder auch durch ein Übermaß an Stress entstanden sind.

Zaunrübe
(Bryonia)

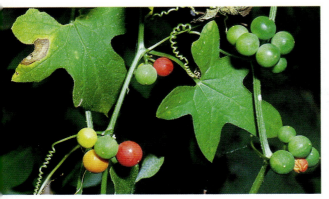

# Übelkeit und Erbrechen

## Nux vomica-Homaccord

| Bestandteile | Charakteristik gemäß homöopathischem Arzneimittelbild (Auszug) |
|---|---|
| Bryonia (Zaunrübe) | Akute Entzündungen der Atemorgane, des Rippenfells, des Bauchfells und der Leber<br>Blähsucht<br>Verstopfung im Wechsel mit Durchfall |
| Citrullus colocynthis (Koloquinte) | Schmerzhafte Krämpfe des Magen-Darm-Kanals, des Gallensystems und der Harnorgane |
| Lycopodium clavatum (Bärlapp) | Entzündungen und Störungen des Leber-Galle-Systems<br>Verdauungsstörungen<br>Stoffwechselkrankheiten |
| Nux vomica (Brechnuss) | Entzündungen und Krampfzustände des Magen-Darm-Kanals<br>Leber- und Gallestörungen<br>Verstopfung<br>Beschwerden durch Nahrungsmittel, Arzneimittel, Genussmittel |

Dosierung: Soweit nicht anders verordnet, 3-mal täglich 10 Tropfen. Bei akuten Beschwerden anfangs alle 15 Minuten 10 Tropfen (über einen Zeitraum von bis zu 2 Stunden).

## Behandlungsziel: Übelkeit und Erbrechen natürlich stoppen

Erbrechen kann eine sehr sinnvolle Reaktion des Körpers sein, um Krankheitserreger, giftige oder ungesunde Stoffe auszuscheiden. Das Brechzentrum im Gehirn, in dem der unangenehme Prozess ausgelöst wird, kann aber auch krankhaft gereizt werden. Sogar psychische Einflüsse wie Ärger und Stress („Es ist zum Kotzen") oder Angst können Erbrechen verursachen.

Unabhängig vom Grund für die Beschwerden ist es wichtig, die verlorene Flüssigkeit zu ersetzen, um zusätzliche Kreislaufprobleme zu vermeiden. Am besten geeignet sind Kräutertees wie Kümmel-, Fenchel- oder

## Magen-Darm-Beschwerden

> Schnell helfen auch homöopathische Präparate, die auf sanfte Art den Magen-Darm-Trakt beruhigen und in seine geregelten Funktionen zurückführen.

Kamillentee. Auch heiße Umschläge sind sehr angenehm: Tauchen Sie dafür ein kleines Gästehandtuch in heißen Kräutertee (Kamille oder Schafgarbe), wringen es aus und legen das Tuch auf den Magen. Darauf kommt eine Wärmflasche und über beides große Duschhandtücher, die fest um den Körper gewickelt werden sollten.

So vielfältig die Ursachen für Übelkeit und Erbrechen sind, so vielfältig sollte auch eine Arznei dagegen wirken. Denn es ist nicht sinnvoll, eine umfangreiche Ursachenforschung zu betreiben, bevor die Therapie bei Übelkeit und Erbrechen beginnen kann. Erfahrungsgemäß sind homöopathische Kombinationspräparate ideal, denn in ihnen lassen sich sanfte Heilmittel vereinen, die jeweils auf verschiedene Ursachen gerichtet sind. Andererseits vertuschen sie nicht die Warnung bei ernsten Krankheitszuständen. Das Präparat Vomitusheel enthält sechs unterschiedliche Homöopathika und hat sich bei Magen-Darm-Problemen und Erbrechen bewährt – egal, ob Nervosität oder eine Magenentzündung das eigentliche Problem ist.

### Vomitusheel

| Ausgewählte Bestandteile | Charakteristik gemäß homöopathischem Arzneimittelbild (Auszug) |
|---|---|
| **Aethusa cynapium** (Hundspetersilie) | Akuter Brechdurchfall |
| **Colchium autumnale** (Herbstzeitlose) | Entzündungen des Magen-Darm-Kanals |
| **Ignatia amara, Strychnos ignatii** (Ignatiusbohne) | Krämpfe an Hohlorganen und Muskeln<br>Nervöse Störungen |
| **Nux vomica** (Brechnuss) | Entzündungen / Krampfzustände des Magen-Darm-Kanals<br>Leber- und Gallestörungen<br>Verstopfung<br>Beschwerden durch Nahrungs-, Arznei- und Genussmittel |

*Weitere Bestandteile:* Cephaelis Ipecacuanha (Brechwurzel); Apomorphinum hydrochloricum (Apomorphinhydrochlorid)

# Sanfte Regulation der Darmtätigkeit

**Dosierung/Tropfen**: 3-mal täglich 10 Tropfen. Bei akuten Zuständen initial alle 15 Minuten 10 Tropfen (über einen Zeitraum von bis zu 2 Stunden).

**Dosierung/Zäpfchen**:
Bei akuten Beschwerden stündlich 1 Zäpfchen; nach Besserung der Beschwerden nur noch 3- bis 2-mal täglich 1 Zäpfchen. Bei Säuglingen bis 1/2 Jahr 2-mal täglich 1 Zäpfchen.

> **Tipp bei Reisekrankheit**
> Ein typischer Auslöser für Übelkeit, Erbrechen und Schwindel sind Schaukeln und Schwanken beim Autofahren, bei Schiffs- und Flugreisen. Da lohnt sich die Behandlung mit Vertigoheel. Eine genaue Beschreibung des Mittels finden Sie auf Seite 42.

## Behandlungsziel: sanfte Regulation der Darmtätigkeit

Von Durchfall oder Diarrhö spricht man, wenn am Tag mehr als drei wässrige oder breiige Stühle auftreten. Der Wasser- und Mineralstoffverlust, der mit dem Durchfall einhergeht, kann besonders bei Kindern, Senioren oder immungeschwächten Menschen zu schwerwiegenden Problemen führen. Dann ist auch eine rasche Therapie notwendig. Ohne besondere Gefährdung braucht ein Durchfall nicht unterbunden zu werden, denn er entfernt Schadstoffe, Viren und Bakterien aus dem Körper. Besser ist es, den Magen-Darm-Trakt zunächst zu schonen – nach Möglichkeit viel, aber langsam trinken, und nicht essen. Schwarzer Tee wirkt leicht stopfend. Ein gutes altes Hausmittel ist geriebener Apfel, dessen Apfelpektin schädigende Substanzen bindet. Kakao, Muskat etc. – es gibt viele Empfehlungen, ohne dass sie generell als wirksam belegt sind.

Aus der Palette der modernen Homöopathika ist zum Beispiel das Präparat Diarrheel SN empfehlenswert, das unter anderem Maiapfel speziell gegen Durchfallerkrankungen enthält. Beginnen Sie mit der Akutdosierung, bis sich die Symptome bessern (maximal jedoch zwei Stunden), und gehen Sie dann zur Normaldosierung über, bis Sie wieder ganz gesund sind (Dosierungshinweise siehe unten).

Apfelpektin bindet schädliche Substanzen

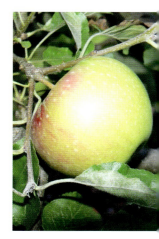

# Magen-Darm-Beschwerden

## Diarrheel SN

| Ausgewählte Bestandteile | Charakteristik gemäß homöopathischem Arzneimittelbild (Auszug) |
|---|---|
| Argentum nitricum (Silbernitrat) | Psychosomatische Erkrankungen der Verdauungswege |
| Citrullus colocynthis (Koloquinte) | Schmerzhafte Krämpfe des Magen-Darm-Kanals, des Gallensystems und der Harnorgane |
| Podophyllum peltatum (Maiapfel, Schildförmiges Fußblatt) | Brechdurchfall Störungen des Leber-Galle-Systems |
| Veratrum album (Weiße Nieswurz) | Durchfallerkrankungen Drohendes Kreislaufversagen bei Infektionskrankheiten |

*Weitere Bestandteile:* Acidum arsenicosum (Arsenicum album); Colchicum autumnale (Herbstzeitlose); Hydrargyrum bichloratum (Quecksilberchlorid)

**Dosierung**: Soweit nicht anders verordnet, 3-mal täglich 1 Tablette im Mund zergehen lassen. Bei akuten Beschwerden anfangs alle 15 Minuten 1 Tablette (über einen Zeitraum von bis zu 2 Stunden).

## Behandlungsziel: Entspannung bei Krämpfen

Die Störungen im Verdauungstrakt treten häufig mit Krämpfen auf. Das gilt vor allem beim Magen und im Dünn- und Dickdarm sowie bei der Bauchspeicheldrüse. Auch die Galle meldet sich so mitunter zu Wort und beschwert sich so über die Zumutung reizender Speisen oder Getränke. Die Regelbeschwerden sind von Krämpfen der Gebärmuttermuskulatur geprägt.

Alle Organe mit Hohlräumen wie Nieren, Harnwege, Geschlechtsorgane und der Verdauungstrakt haben sogenannte glatte Muskulatur, die unter Umständen zu Krämpfen neigt.

Erste Hilfe bei Krämpfen bringt Wärme, zum Beispiel in Form einer Wärmflasche, eines Heublumen- oder Kirschkernsäckchens. Eine wertvolle Hilfe gewährleistet zudem das Komplexmittel Spascupreel (S).

## Entspannung bei Krämpfen

Elf Heilpflanzen enthält dieses Mittel in homöopathisierter Form – eine breite Kombination gegen Krämpfe und Schmerzen. Eine davon ist die Koloquinte, als Einzelmittel vor allem bei schmerzhaften Krämpfen im Magen-Darm-Bereich, an den Gallenwegen und den Harnorganen sowie bei Nervenschmerzen im Gebrauch.

Durch seine besondere Zusammensetzung hat Spascupreel (S) eine Wirkung wie Scopolamin, ein sehr häufig eingesetztes krampflösendes Medikament. Das Komplexhomöopathikum ist jedoch besser verträglich und daher besonders auch für Kinder geeignet. Auf diese Weise ist bei Bauchkrämpfen und beim Reizdarm-Syndrom rasche und natürliche Hilfe möglich.

### Spascupreel (S)

| Ausgewählte Bestandteile | Charakteristik gemäß homöopathischem Arzneimittelbild (Auszug) |
|---|---|
| **Chamomilla recutita (Kamille)** | Heftige Schmerzzustände<br>Reizungen und Krämpfe der Verdauungsorgane und der weiblichen Geschlechtsorgane<br>Verstimmungszustände mit Reizbarkeit |
| **Cuprum sulfuricum (Kupfersulfat)** | Muskelkrämpfe<br>Nächtlicher Krampfhusten |
| **Magnesium phosphoricum (Magensiumhydrogenphosphat)** | Schmerzhafte Krämpfe des Magen-Darm-Kanals<br>Nervenschmerzen<br>Regelschmerzen |
| **Passiflora incarnata (Passionsblume)** | Krampfleiden<br>Schlafstörungen<br>Unruhezustände |

*Weitere Bestandteile:* Colocynthis (Koloquinte); Ammonium bromatum (Ammoniumbromid); Atropinum sulfuricum (Atropinsulfat); Veratrum (Germer); Gelsemium sempervirens (Carolina-Jasmin); Agaricus (Mandelpilz); Aconitum napellus (Blauer Eisenhut)

**Dosierung/Tabletten:** 3-mal täglich 1 Tablette im Mund zergehen lassen. Bei akuten Beschwerden mehrmals alle 15 Minuten 1 Tablette (über einen Zeitraum von bis zu 2 Stunden).

**Dosierung/Zäpfchen:** Bei akuten Beschwerden stündlich, höchstens 6-mal täglich, je 1 Zäpfchen in den Af-

## Halbes Zäpfchen – halb so lästig

Die Gabe von Zäpfchen erleichtert man den Kindern enorm, wenn man ein wenig Pflegesalbe auf das Zäpfchen gibt. Bei Säuglingen ist es sinnvoll, das Zäpfchen längs zu halbieren – dazu das Zäpfchen im Blister (Verpackung) kurz unter warmes Wasser halten, damit es sich besser der Länge nach teilen lässt.

ter einführen. Eine über 1 Woche hinausgehende Anwendung sollte nur nach Rücksprache mit einem homöopathisch erfahrenen Therapeuten erfolgen.

Bei chronischen Verlaufsformen 1- bis 3-mal täglich 1 Zäpfchen in den After einführen. Bei Besserung der Beschwerden ist die Häufigkeit der Einnahme zu reduzieren. Kleinkinder vom 2. bis zum 6. Lebensjahr erhalten nicht mehr als die Hälfte, Kinder zwischen dem 6. und 12. Lebensjahr erhalten nicht mehr als zwei Drittel der Erwachsenendosis.

# Verletzungen

Ob im Haushalt, beim Sport oder bei den Alltagsarbeiten – man kann sich leicht einmal verletzen. Und das ist im Grunde kein Problem, ist doch unser Körper mit einem umfassenden „Reparaturprogramm" und dem entsprechenden „Material" ausgestattet. Hauptsache, wir stören nicht, sondern unterstützen die Reaktionen sinnvoll.

Muskel- und Sehnenverletzungen, Verstauchungen, Zerrungen, Knochenbrüche – rund 1,5 Millionen Sportverletzungen werden jährlich in Deutschland gezählt. Über 60 Prozent davon sind Knie- und Sprunggelenktraumen.

Auf körperliche Fitness und die richtige Ausrüstung achten

Vom Liftfahren ausgekühlt und dann zur Abfahrt auf die Skipiste ist eben nicht gut. Die beste Vorbeugung gegen Verletzungen beim Sport setzt sich zusammen aus der richtige Ausrüstung, einem sorgfältigen Aufwärmprogramm und einem angepassten Training, das nicht über die eigenen Belastungsgrenzen hinausgeht. Alles mit Maßen, und vor allem mit Lust und guter Laune, denn im „Stress", gehetzt oder unkonzentriert, geschehen die meisten Unfälle. Richtige Dehnübungen vor und nach dem Sport, Aufwärmen zum Beispiel durch Laufen und im Anschluss auch sportspezifische Übungen können Verletzungen vermindern.

Plötzlich einsetzender Schmerz, Bewegungseinschränkung, Schwellung und Druckempfindlichkeit zeigen an, dass beim Sport etwas schief gelaufen ist. Bei fast allen geschlossenen Sportverletzungen kommt es zu einem Bluterguss (Hämatom). Bewährt hat sich für solche Verletzungen ein einfaches Behandlungsschema, das den Heilungsverlauf fördert.

### Bei Pech hilft PECH

Leider wird bei Verletzungen oft aus Unwissenheit oder aus Angst, etwas falsch zu machen, nichts unternommen. Mit Kenntnis einiger weniger Regeln kann auch jeder „Nicht-Mediziner" kompetente Ersthilfe leisten. Hier findet das „PECH-Schema" nach Böhmer seine Anwendung. Diese einfachen Regeln können bei fast allen Verletzungen der Haltungs- und Bewegungsorgane ohne begleitende offene Hautverletzungen angewendet werden.

## Verletzungen

### PECH-Schema (nach Böhmer)

**P** *wie Pause.* Die Belastung muss sofort gestoppt, der betroffene Körperteil ruhiggestellt werden.

**E** *wie Eiskühlung.* Kälte lindert nicht nur den Schmerz, sondern verhindert auch die Ausdehnung des Gewebeschadens, indem sie Blutungen und Schwellungen vermindert. Ein Cool-Pack, umwickelt mit einem Tuch, ist ideal.

**C** *wie Compression.* Ein Kompressionsverband, mit mäßiger Spannung angelegt, vermindert sinnvoll die Schwellung. Empfehlenswert ist es, vorher dünn Traumeel S Creme auf die betroffene Stelle aufzutragen, dann eine Kompresse darauf zu legen und erst dann über allem den elastischen Verband anzulegen. Der Cremeverband wird alle acht Stunden erneuert. Das Verbandsmaterial für einen solchen Cremeverband sollte luftdurchlässig sein.

**H** *wie Hochlagern.* Durch eine Hochlagerung der verletzten Gliedmaße wird der Blutdruck in den ableitenden Blutadern verringert. Ins Gewebe eingedrungene Flüssigkeit kann besser abtransportiert werden. Auf diese Weise geht die Schwellung eher zurück und die Schmerzen werden erträglicher.

Umgehend bei Verschlechterung oder wenn nach ein bis drei Tagen die Beschwerden nicht abgeklungen sind, sollten Sie unbedingt Ihren Hausarzt oder einen Sportarzt aufsuchen. Dieser entscheidet dann nach eingehender Untersuchung die weitere Behandlung.

Viele Fußballer, Tennisspieler, Golfer, Leichtathleten oder Skifahrer – gerade auch aus dem Profibereich – verlassen sich heutzutage auf homöopathische Mittel gegen Sportverletzungen. Zu den zuverlässigsten und verträglichsten Präparaten gehört hier Traumeel S, das als Creme, Tabletten oder Tropfen angewendet werden kann. Das

### Creme mit Tabletten oder Tropfen kombinieren

Kombinieren Sie Traumeel S Creme mit Tabletten oder Tropfen – so ergänzen sich äußerliche und innerliche Anwendung optimal. Die systemische Wirkung der Tropfen bzw. Tabletten wird verstärkt durch die zusätzliche lokale Einreibung mit der Creme.

## Verletzungen

Komplexmittel gehört heute zum naturheilkundlichen Standard bei der Versorgung von Verletzungen nicht nur beim Sport. Studien belegen zum Beispiel seine hervorragende Wirkung beim sogenannten „Tennisarm" im Vergleich zu Diclofenac-Gel sowie seinen positiven Effekt auf Entzündungsprozesse, die stets mit Sportverletzungen einhergehen (*Birnesser H et al., 2004*). Diese „Erste Hilfe aus der Tube" können sich auch Freizeitsportler zunutze machen, sogar für die jüngsten Nachwuchssportler ist es geeignet. Keine Wanderung, keine Bergtour ohne diese „Nothilfe" im Rucksack.

Ringelblume (Calendula officinalis)

Arnika und Hamamelis sind nur zwei der Inhaltsstoffe von Traumeel S, die hier hervorgehoben werden sol-

### Traumeel S (Tropfen, Creme, Tabletten)

| Ausgewählte Bestandteile | Charakteristik gemäß homöopathischem Arzneimittelbild (Auszug) |
|---|---|
| **Bellis perennis (Gänseblümchen)** | Blutungen<br>Blutergüsse<br>Muskelschmerzen, besonders nach Verletzung und Überanstrengung |
| **Calendula officinalis (Ringelblume)** | Schlecht heilende Wunden<br>Quetsch-, Riss- und Defektwunden<br>Erfrierungen und Verbrennungen der Haut |
| **Chamomilla recutita (Kamille)** | Heftige Schmerzzustände |
| **Hypericum perforatum (Johanniskraut)** | Verletzungen des peripheren oder zentralen Nervensystems |
| **Symphytum officinale (Beinwell)** | Knochen- und Knochenhautverletzungen |

*Weitere Bestandteile:* Achillea millefolium (Gemeine Schafgarbe); Aconitum napellus (Blauer Eisenhut); Arnica montana (Berg-Wohlverleih); Atropa belladonna (Tollkirsche); Echinacea (Sonnenhut); Echinacea purpurea (Purpurroter Sonnenhut); Hamamelis virginiana (Hamamelis virginiana (Zaubernuss); Hepar sulfuris (Austernschale); Mercurius solubilis Hahnemanni (Quecksilberverbindungen, Gemisch)

## Verletzungen

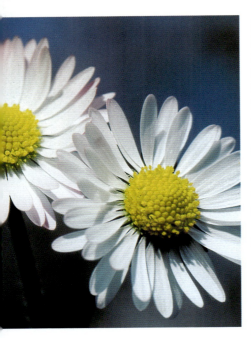

Gänseblümchen
(Bellis perennis)

len. Sie bilden eine hervorragende Kombination gegen alle Folgen von Sportverletzungen. Beide Pflanzen helfen bei Verrenkungen, Verstauchungen, Prellungen, Entzündungen und Schürfwunden. Weitere Bestandteile siehe Tabelle.

**Dosierung Tropfen**: Soweit nicht anders verordnet, 3-mal täglich 10 Tropfen. Bei Weichteilschwellungen 3-mal täglich 30 Tropfen.
**Dosierung Tabletten**: 3-mal täglich 1 Tablette im Mund zergehen lassen.
**Dosierung Creme**: 1- bis 3-mal täglich auf die betroffenen Stellen dünn auftragen, ggf. auch als Verband.

Das Präparat kann auch bei Säuglingen, Kleinkindern und Schulkindern angewendet werden. Hinweis: Eine großflächige Anwendung von Traumeel S Creme ist zu vermeiden. Bei der Anwendung als Verband nur luftdurchlässige Materialien (z. B. Baumwolle) verwenden. Der Kontakt mit Augen soll vermieden werden. Schürfwunden sind kein Hinderungsgrund, aber nicht auf offene Wunden bei Verletzungen auftragen, die möglicherweise noch von einem Arzt versorgt werden müssen.

# Beschwerden der Haut

Die Haut hat sehr viele Aufgaben: Sie schützt vor schädigenden Umwelteinflüssen, sie ist ein wichtiges Sinnesorgan, sie hilft beim Temperaturausgleich und reguliert den Wasserhaushalt. Zudem hat sie Speicher- und Stoffwechselfunktionen und ist ein Teil des Immunsystems. Um all diese Funktionen zu erfüllen, erbringt die Haut rund um die Uhr Höchstleistungen.

Belastungen für die Haut kommen von innen und außen: Von außen machen ihr Hitze, Kälte, UV-Strahlung, Druck und Zug sowie Krankheitserreger und Umweltbelastungen zu schaffen. Von innen kann es Probleme geben, wenn sich Schadstoffe zum Beispiel im Bindegewebe ablagern und den Stoffwechsel behindern. Dadurch wird die Versorgung der Haut beeinträchtigt und sie kann ihre Funktionen nicht mehr optimal erfüllen. Es gibt also viele Gründe, diesem wichtigen Organ alle Unterstützung zu bieten, die möglich ist!

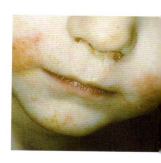

Neurodermitis, atopische Dermatitis, endogenes Ekzem – viele Namen für eine Krankheit, die einem die Freude am Leben vergällen kann

### Entgiftungskur auch für die Haut

Eine hervorragende Hilfe für die Haut sind regelmäßige Entgiftungskuren, die den Lymphfluss und die Organfunktionen anregen. Welche Möglichkeiten die Moderne Homöopathie hierzu bietet, ist im Kapitel „Entgiftung" beschrieben (siehe Seite 33 f.).

## Behandlungsziel: Der Haut ihre natürliche Abwehrkraft zurückgeben

Entzündungen der Haut (Neurodermitis, Ekzeme u. a.) können die Lebensqualität stark beeinträchtigen. Die betroffenen Partien nässen, jucken und röten sich. Besonders unangenehm wird es, wenn der Juckreiz nicht mehr auszuhalten ist und man mit dem Kratzen anfängt.

Neben einer neutralen Basispflege ist es wichtig, die Haut nicht noch weiter zu reizen. Hier einige Tipps:

> Die Folge vom Kratzen: Für den Augenblick ist der Reiz zwar vorbei, aber nicht dauerhaft. Stattdessen wird die entzündete Haut zusätzlich geschädigt und juckt noch mehr.

- Finden Sie heraus, durch welche Stoffe möglicherweise Ihre Hautentzündung ausgelöst wird (Putzmittel, Duftstoffe, bestimmte Lebensmittel etc.), und verhindern Sie nach Möglichkeit den weiteren Kontakt.
- Meiden Sie laugen- oder alkoholhaltige Reinigungs- und Putzmittel sowie austrocknende Kosmetika.
- Achten Sie beim Baden auf eine nicht zu hohe Temperatur (am besten maximal 35 °C).
- Verzichten Sie auf intensive Sonnenbäder.
- Unterstützen Sie die Heilung mit modernen Homöopathika wie FideSan, die auch die Abwehrkräfte der Haut fördern.

Die homöopathische Urtinktur von Cardiospermum, wie sie in FideSan Salbe enthalten ist, wirkt antiallergisch, entzündungshemmend, juckreizstillend und feuchtigkeitsspendend. Cardiospermum ist eine Schlingpflanze, die ursprünglich in den Tropen beheimatet war. Heutzutage wird sie weltweit als Zier- und Arzneipflanze angebaut. Die Wirkung dieser Pflanze ist mit der von Kortison vergleichbar – nur ist das Homöopathikum wesentlich sanfter. Auf diese Weise kann die Haut ihre natürliche Abwehrfunktion bald wieder erfüllen.

## FideSan

| Bestandteile | Charakteristik gemäß homöopathischem Arzneimittelbild (Auszug) |
|---|---|
| Cardiospermum halicacabum (Salzfass-Ballonrebe, Herzsame) | Juckende Ekzeme Entzündungen der Haut |

**Dosierung**: Salbe 1- bis 2-mal täglich auf die betroffenen Hautbezirke auftragen.

# Hautprobleme von Grund auf lösen

Die Gründe für Hauterkrankungen sind so vielfältig wie ihre Erscheinungsbilder: Berufsbedingte Dermatosen, Akne, Hauterkrankungen durch Pilze, Bakterien und Viren, Neurodermitis, allergische Hautprobleme, Hautschäden durch Sonne, Kälte oder Hitze – diese Liste ist noch lange nicht vollständig. Neben der gezielten lokalen Behandlung, z. B. mit FideSan Salbe, ist es sinnvoll, Hautprobleme auch von innen (systemisch) zu therapieren. Begleitend zur allgemeinen Entgiftung sind homöopathische Komplexmittel wie Sulfur comp.-Heel besonders geeignet, denn sie kombinieren verschiedene Homöopathika, die gemeinsam ein größeres Wirkspektrum abdecken und das Problem von Grund auf angehen.

Schon in der Antike wurden Hauterkrankungen mit Schwefel behandelt. Auch heute wird er noch in manchen schulmedizinischen Rezepturen eingesetzt. Große Bedeutung hat der Schwefel in der Homöopathie, wo er zu den klassischen „großen Mitteln" (Grundsubstanzen) gehört. Auch in dem Komplexmittel Sulfur comp.-Heel, mit dem Hauterkrankungen „von innen" behandelt werden können, ist er ein Hauptbestandteil.

## Sulfur comp.-Heel

| Ausgewählte Bestandteile | Charakteristik gemäß homöopathischem Arzneimittelbild (Auszug) |
|---|---|
| Acidum arsenicosum Arsenicum album (Arsen(III)-oxid, Weißarsenik) | Entzündungen aller Schweregrade in allen Geweben und Organen einschließlich der Haut (Ekzeme, Dermatitiden u. a.) |
| Daphne mezereum (Seidelbast, Kellerhals) | Juckende Hautreizungen und Hauteiterungen Nervenschmerzen und andere Schmerzzustände |
| Sulfur (Schwefel) | Verschiedene, bes. chronische Hautkrankheiten Juckende Ekzeme Hauteiterungen |

*Weitere Bestandteile:* Caladium seguinum (Schweigrohr; Schierlings-Caladium); Capsicum annuum (Spanischer Pfeffer); Pix liquida (Teer)

**Dosierung**: Im Allgemeinen 3-mal täglich 1 Tablette im Mund zergehen lassen. Hinweis: Nicht geeignet für Kinder unter 12 Jahren.

# Prostatabeschwerden

Mit zunehmendem Alter „läuft es bei Männern oft nicht mehr so gut" – gemeint ist die Harnentleerung, die durch ein sogenanntes Prostataadenom (früher Prostatahypertrophie genannt) beeinträchtigt wird. Zwei Drittel aller Männer über 55 Jahren leiden unter Symptomen wie Harndrang, unvollständige Entleerung und entsprechend häufigem Gang zur Toilette. Das ist vor allem nachts, nicht allein auf Grund häufiger Schlafunterbrechungen, recht lästig.

Unabhängig von einer Selbstbehandlung ist die Vorsorgeuntersuchung wegen einer möglichst frühzeitigen Erkennung einer Krebserkrankung sehr zu empfehlen.

Die Erkrankung führt zur unvollständigen Entleerung mit der Gefahr einer vollständigen Harnverhaltung – da bleibt nur die Entleerung mittels Katheter und eine Operation.

Dazu muss es nicht kommen. Das Prostataadenom kann sehr gut mit natürlichen Mitteln behandelt werden. Auch andere medikamentösen Behandlungen erreichen nicht mehr als eine Verminderung der Beschwerden.

*Wenn man sich am Abend jeden Schluck zweimal überlegen muss*

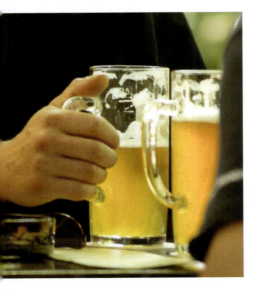

Erste Beschwerden lassen sich effektiv mit sanften Arzneimitteln bessern. Bewährt hat sich dafür zum Beispiel das Komplexmittel Sabal-Homaccord.

Sabal serrulata, die Sägepalme, ist eine Fächerpalme, die oft in lichten Wäldern oder auf Dünen im Südosten der Vereinigten Staaten vorkommt. Für Arzneimittel verwendet man alkoholische Extrakte aus den getrockneten, reifen Früchten. Homöopathisch aufbereitet, ist Sabal serrulata der Hauptwirkstoff im modernen Kombinationspräparat Sabal-Homaccord. Ergänzt wird er durch Hepar sulfuris, einem der wichtigsten homöopathischen Präparate Samuel Hahnemanns. In Sabal-Homaccord sind beide Mittel in jeweils verschiedenen Potenzen vereint, so dass eine besonders breite und nachhaltige Wirkung erzielt wird.

## Sabal-Homaccord

| Bestandteile | Charakteristik gemäß homöopathischem Arzneimittelbild (Auszug) |
|---|---|
| Hepar sulfuris (Kalkschwefelleber) | Entzündungen und Eiterungen der Haut und Schleimhäute<br>Zur Behandlung der lymphatischen Veranlagung |
| Sabal serrulata, Serenoa repens (Sägepalme) | Entzündungen der ableitenden Harnwege<br>Blasenentleerungsstörungen |

**Dosierung**: 3-mal täglich 10 Tropfen einnehmen. Bei akuten Beschwerden initial alle 15 Minuten 10 Tropfen (über einen Zeitraum von bis zu 2 Stunden).

# Zyklusstörungen

## Behandlungsziel: Ausgleich des Hormonhaushalts

Der Menstruationszyklus ist bekanntlich durch Hormone geregelt. Zwischen dem Beginn der monatlichen Blutungen und deren Ende, der Menopause, wird durch dieses hochkomplexe System regelmäßig eine befruchtungsfähige Eizelle bereitgestellt und es werden optimale Bedingungen für deren Einnistung geschaffen. In diesem Regelkreis können vielfältige Störungen auftreten. Man spricht zum Beispiel von:

- Dysmennorrhö, Menorrhagie: starke Schmerzen und Krämpfe im Unterleib kurz vor und während der Blutung
- Polymenorrhö: zu häufige Blutung, der Zyklus ist kürzer als 21 Tage
- Oligomenorrhö: zu seltene Blutung, der Zyklus ist länger als 35 Tage
- Hypermenorrhö: übermäßig starke Blutung
- Hypomenorrhö: zu schwache und zu kurze Blutung
- Amenorrhö: Ausbleiben der Blutung über drei Monate hinweg (außerhalb einer Schwangerschaft)
- Zwischenblutungen: zusätzliche Blutungen zwischen zwei regulären Monatsblutungen

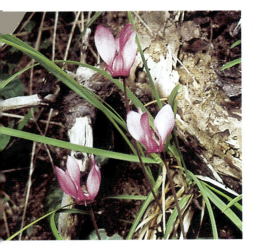

Wildes Alpenveilchen (Cyclamen purpurascens)

Die Gründe von Zyklusstörungen reichen von gutartigen Geschwülsten (Myomen) und Entzündungen über Medikamentennebenwirkungen bis hin zu Störungen des seelischen Gleichgewichts. Bei Ausschluss dieser Ursachen lassen sich die meisten Zyklusstörungen gut in den Griff bekommen, wenn die Hormone reguliert werden. Mit einem Kombinationspräparat aus der modernen Homöopathie können Sie versuchen, den Zyklus ins natürliche Gleichgewicht zu bringen.

Empfehlenswert ist hier das Präparat Hormeel SNT, das verschiedene ho-

## Zyklusbeschwerden

möopathische Arzneimittel vereint. Das Wilde Alpenveilchen (Cyclamen purpurascens) beispielsweise gilt in der Homöopathie als typisches Frauenmittel. Anwendungsgebiete sind neben Regelstörungen auch prämenstruelle Beschwerden, Migräne und Verstimmungszustände.

Ein weiterer Wirkstoff in Hormeel SNT ist das Kanadische Berufkraut (Conyza canadensis bzw. Erigeron canadensis). Es wird in der Homöopathie unter anderem bei Neigung zu Blutungen eingesetzt.

### Hormeel SNT

| Ausgewählte Bestandteile | Charakteristik gemäß homöopathischem Arzneimittelbild (Auszug) |
|---|---|
| Conyza canadensis, Erigeron canadensis (Kanadisches Berufkraut) | Blutungen der Gebärmutter |
| Cyclamen purpurascens (Wildes Alpenveilchen) | Kopfschmerzen<br>Regelstörungen<br>Verstimmungszustände |
| Ignatia amara, Strychnos ignatii (Ignatiusbohne) | Nervöse Störungen<br>Verstimmungszustände<br>Krämpfe an Hohlorganen und Muskeln |

*Weitere Bestandteile:* Calcium carbonicum Hahnemanni (Austernschalenkalk); Myristica fragrans (Muskat); Sepia officinalis (Gewöhnlicher Tintenfisch); Viburnum opulus (Gewöhnlicher Schneeball)

**Dosierung**: 3-mal täglich 10 Tropfen einnehmen.
Hinweis: Nicht geeignet für Kinder unter 12 Jahren.

# Hämorrhoiden

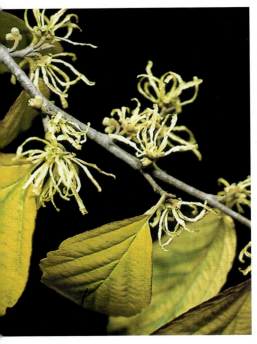

Virginia-Zaubernusss (Hamamelis virginiana)

Blut im Stuhl ist ein Alarmauslöser. Jedenfalls ist eine ärztliche Abklärung notwendig, ehe man sich mit der symptomatischen Behandlung dieser dann zwar sehr lästigen, aber wenig gefährlichen Krankheit begnügt.

Eine wesentliche Rolle spielen Lebensgewohnheiten wie ballaststoffarmes Essen, mangelnde Bewegung oder „lange Sitzungen" mit anhaltendem Pressen beim Stuhlgang. Entsprechend kann man vorbeugen. Lockerer Stuhl vermeidet die Krankheitsentstehung. Hämorrhoiden werden häufig mit Salben und Zäpfchen therapiert. Sitzbäder mit Hamamelis, Eichenrinde oder Kamille bringen vielen Patienten Linderung. Stärker ausgeprägte Hämorrhoiden können verödet oder operativ entfernt werden.

Auch „von innen" kann man mit Heilpflanzen die lästigen Symptome positiv beeinflussen. Hier ist besonders die Pfingstrose (Paeonia officinalis) zu erwähnen, die in der Homöopathie gegen Hämorrhoiden eingesetzt wird. Früher wendete man bei Darm- und Analkrämpfen Zäpfchen aus der Pfingstrosenwurzel als Heilmittel an.

Auf der homöopathischen Wirkung der Pflanze beruht auch das Komplexmittel Paeonia comp.-Heel. Der Hauptwirkstoff dieses Mittels ist die Pfingstrose. Sie wird in der Homöopathie nicht nur bei Hämorrhoiden eingesetzt, sondern auch bei entzündlichen Veränderungen und Einrissen im Analbereich, die häufig mit den Hämorrhoiden einhergehen. Kombiniert mit den anderen Wirkstoffen in diesem Präparat, bietet sie so wirksame Hilfe gegen die meisten Beschwerden bei diesem lästigen Leiden.

# Hämorrhoiden

## Paeonia comp.-Heel

| Ausgewählte Bestandteile | Charakteristik gemäß homöopathischem Arzneimittelbild (Auszug) |
|---|---|
| Hamamelis virginiana (Virginia-Zaubernuss) | Krampfaderleiden<br>Hämorrhoiden<br>Haut- und Schleimhautblutungen |
| Nux vomica (Brechnuss) | Entzündungen und Krampfzustände des Magen-Darm-Kanals<br>Hämorrhoiden |
| Paeonia officinalis (Pfingstrose) | Hämorriden und andere Aftererkrankungen |
| Sulfur (Schwefel) | Akute und chronische Entzündungen des Magen-Darm-Kanals<br>Hämorrhoiden und Blutungen<br>Juckende Ekzeme |

*Weitere Bestandteile:* Graphites (Graphit); Acidum nitricum (verdünnte Salpetersäure)

Dosierung: 3-mal täglich 1 Tablette im Mund zergehen lassen; bei akuten Beschwerden bzw. bei akuten Zuständen alle halbe bis ganze Stunde, höchstens 12-mal täglich 1 Tablette im Mund zergehen lassen. Hinweis: Nicht geeignet für Kinder unter 12 Jahren.

# Weitere Informationen, konkrete Hilfe

Sie haben den Ratgeber aufmerksam gelesen und möchten weitere Informationen einholen? Ihr Apotheker, Ihr Hausarzt und Ihr Heilpraktiker helfen Ihnen weiter. Nicht alle Ärzte sind der Naturheilkunde gegenüber aufgeschlossen, den für Sie geeigneten Therapeuten der sich intensiv mit naturheilkundlichen Verfahren beschäftigt und Ihnen für spezifische Fragen zur Verfügung steht, können Sie unter folgender Adresse finden

**IGHH Internationale Gesellschaft für Homöopathie und Homotoxikologie e.V.**
Internetseite der Ärztegesellschaft für Homöopathie und Homotoxikologie, die sich gezielt mit Fortbildung und Weiterbildung speziell in Biologischer Medizin, Naturheilverfahren und Homöopathie befasst.
www.homotox.de

**Heilpraktiker Suche im Internet**
Informationen über mehr als 90 alternative Diagnose und Therapieverfahren und über 2.600 Therapeutenadressen bundesweit.
www.heilpraktiker.info

**Natur und Medizin**
NATUR UND MEDIZIN ist die größte Bürgerinitiative für Naturheilkunde, Homöopathie und andere komplementäre Verfahren der Medizin in Europa und gleichzeitig die Fördergemeinschaft der Karl und Veronica Carstens-Stiftung.
www.naturundmedizin.de

**Hufelandgesellschaft e.V.**
Dachverband der Ärztegesellschaften aus dem Bereich der Naturheilverfahren, der Homöopathie, der anthroposophischen Medizin und weiteren komplementären Verfahren
www.hufelandgesellschaft.de

# Weitere Informationen, konkrete Hilfe

**Zentralverband der Ärzte für Naturheilverfahren (ZÄN)**
Zentralverband der Ärzte für Naturheilverfahren und Regulationsmedizin e.V. Er vertritt über die klassischen Naturheilverfahren weit hinausgehend ein breites Spektrum an ärztlichen Methoden.
www.zaen.org

**Deutscher Naturheilbund e.V.**
Zusammenschluss von Vereinen, örtlichen Gruppen und Einzelmitgliedern, die sich ideell und praktisch für moderne und natürliche Lebensführung einsetzen.
www.naturheilbund.de

## Suchmaschinen

Diese gut gepflegte Datenbank listet die Fachärzte für Naturheilkunde und Heilpraktiker in Deutschland auf. Mit vielen weiteren Informationen.
www.naturheilkunde-ratgeber.de

Suchmaschine für Naturheilweisen und Alternativ-Medizin.
www.naturheilweisen.com

# Wirkstoffverzeichnis

| Homöopathikum | Deutsche Bezeichnung | Indikationen |
|---|---|---|
| *Achillea millefolium* | Schafgarbe | Hellrote Blutungen<br>Krampfschmerzen |
| *Acidum arsenicosum,*<br>*Arsenicum album* | Arsen(III)-oxid,<br>Weißarsenik | Entzündungen aller Schweregrade in allen Geweben und Organen einschließlich der Haut (Ekzeme, Dermatitiden u. a.)<br>Schwere Infektionen<br>Verstimmungszustände |
| *Acidum nitricum* | Salpetersäure | Entzündungen der Haut und Schleimhäute (inkl. Harnröhre und Vulva) mit Neigung zu Hautrissen<br>Verstimmungszustände |
| *Acidum silicicum,*<br>*Silicea* | Kieselsäure | Geistige Erschöpfung (Konstitutionsmittel, u. a. körperliche sowie seelische Schwäche) |
| *Aconitum napellus* | Blauer Eisenhut | Hochakute entzündliche Erkrankungen |
| *Aethusa cynapium* | Hundspetersilie | Akuter Brechdurchfall |
| *Agaricus muscarius* | Fliegenpilz | Blasen- und Darmentleerungsstörungen<br>Erregungszustände<br>Folgen von Drogen-/Medikamentenmissbrauch |
| *Ambra grisea* | Grauer Amber | Gefäßverkalkung<br>Fehlsteuerungen des vegetativen Nervensystems<br>Nervöse Übererregbarkeit<br>Nervöse Erschöpfung<br>Voralterung |
| *Ammonium bromatum* | Ammoniumbromid | Entzündungen der Atemwege |

## Wirkstoffverzeichnis

| Homöopathikum | Deutsche Bezeichnung | Indikationen |
|---|---|---|
| *Anamirta cocculus* | Kokkelskörner | Hinterhauptkopfschmerz<br>Krämpfe und Lähmungen<br>Schwindelgefühle<br>Reisekrankheit/-übelkeit<br>Hirngefäßverkalkung<br>Nervöse Störungen<br>Verstimmungszustände<br>(auch nach Schlafmangel) |
| *Apis mellifica* | Honigbiene | Entzündungen und Erkrankungen mit Flüssigkeitsansammlungen in Geweben und Körperhöhlen (ödematöse Schwellungszustände) |
| *Apomorphinum -hydrochloricum, -muriaticum* | Apomorphin-hydrochlorid | Erbrechen bei verschiedenen Krankheiten |
| *Aralia racemosa* | Amerikanische Narde | Allergische Erkrankungen der Atemorgane wie Heuschnupfen |
| *Aranea diadema* | Kreuzspinne | Periodische Nervenschmerzen<br>Fieberanfälle<br>Gefühlsempfindungsstörungen |
| *Argentum nitricum* | Silbernitrat | Migräne<br>Psychosomatische Erkrankungen der Verdauungswege |
| *Arnica montana* | Bergwohlverleih | Blutungen aller Art<br>Myalgien nach Überlastung |
| *Arsenum jodatum* | Arsentrijodid | Schnupfen<br>Bronchitis (insbesondere trockener Reizhusten)<br>Drüsenschwellungen |
| *Atropa belladonna* | Tollkirsche | Hochfiebrige Entzündungen der Mandeln und der Atemorgane |
| *Atropinum sulfuricum* | Atropinsulfat | Entzündungen der oberen Atemwege, der Ausscheidungsorgane und der Haut |

## Wirkstoffverzeichnis

| Homöopathikum | Deutsche Bezeichnung | Indikationen |
|---|---|---|
| *Avena sativa* | Hafer | Erschöpfungszustände und Schlafstörungen nach Überforderung/Krankheit |
| *Baptisia tinctoria* | Wilder Indigo | Schwere, fiebrige Infektionen |
| *Bellis perennis* | Gänseblümchen | Blutungen<br>Blutergüsse<br>Muskelschmerzen |
| *Berberis vulgaris* | Berberitze | Nierenerkrankungen<br>Harnwegserkrankungen<br>Blasenentzündungen<br>Gallensteine<br>Leberstörungen<br>Gicht |
| *Bryonia* | Zaunrübe | Akute Entzündungen der Atemorgane, des Rippenfells, des Bauchfells und der Leber (mit Meteorismus; Verstopfung wechselnd mit Durchfall) |
| *Calcium carbonicum Hahnemanni* | Austernschalenkalk | Kalkstoffwechselstörungen<br>Chronische Haut- und Schleimhauterkrankungen<br>Proliferative Schleimhautprozesse |
| *Calcium phosphoricum* | Kalziumhydrogenphosphat | Erschöpfungszustände<br>Chronische Lymphdrüsenschwellungen<br>Kropfleiden<br>Konstitutionsmittel bei Lymphatismus |
| *Calendula officinalis* | Ringelblume | Quetsch-, Riss- und Defektwunden<br>Schlecht heilende Wunden<br>Erfrierungen und Verbrennungen der Haut |
| *Cantharis, Lytta vesicatoria* | Spanische Fliege | Nierenerkrankungen<br>Blasenentzündung |
| *Cardiospermum halicacabum* | Salzfass-Ballonrebe, Herzsame | Entzündlicher Rheumatismus<br>Juckende Ekzeme |

# Wirkstoffverzeichnis

| Homöopathikum | Deutsche Bezeichnung | Indikationen |
|---|---|---|
| Carduus marianus, Silybum marianum | Mariendistel | Leber-Galle-Erkrankungen (insbesondere auch bei Stauungen im Pfortadergebiet und in den Venen des kleinen Beckens) |
| Causticum Hahnemanni | Frisch gebrannter Kalk, weiterverarbeitet mit Kaliumhydrogensulfat, „Ätzstoff Hahnemanns" | Erkrankungen der Atemwege Erkrankungen der Harnwege (bes. schmerzhafte Blasenschwäche mit Brennschmerz) Verstimmungszustände |
| Cephaelis Ipecacuanha | Brasilianische Brechwurzel | Bronchitis Bronchialasthma Keuchhusten Magen-Darm-Entzündung |
| Chamomilla recutita | Kamille | Verstimmungszustände mit Reizbarkeit Heftige Schmerzzustände Zahnungsbeschwerden Entzündungen der Atemorgane Entzündungen und Krämpfe der Verdauungsorgane Reizungen und Krämpfe der Verdauungsorgane und der weiblichen Geschlechtsorgane |
| Chelidonium majus | Schöllkraut | Entzündungen, Steinbildungen und chronische Störungen des Leber-Galle-Systems Gallenanfälle Blähungen |
| Citrullus colocynthis | Koloquinte | Schmerzhafte Krämpfe des Magen-Darm-Kanals, des Gallensystems und der Harnorgane |
| Coffea arabica | Kaffee | Schlafstörungen Neuralgien |
| Colchicum autumnale | Herbstzeitlose | Entzündungen des Magen-Darm-Kanals |
| Conium maculatum | Gefleckter Schierling | Hirngefäßverkalkung Verstimmungszustände |

# Wirkstoffverzeichnis

| Homöopathikum | Deutsche Bezeichnung | Indikationen |
|---|---|---|
| *Conyza canadensis, Erigeron canadensis* | Kanadisches Berufkraut | Blutungen der Gebärmutter |
| *Crataegus oxyacantha* | Weißdorn | Herz- und Kreislaufstörungen wie Herzschwäche, Altersherz, Herzrhythmusstörungen, Angina pectoris Störungen des Blutdrucks |
| *Cuprum aceticum* | Neutrales Kupfer(II)-acetat, Grünspan | Erkrankungen mit Krampfneigung Asthma Keuchhusten |
| *Cuprum sulfuricum* | Kupfersulfat | Muskelkrämpfe Nächtlicher Krampfhusten |
| *Cyclamen purpurascens* | Wildes Alpenveilchen | Kopfschmerzen Regelstörungen Verstimmungszustände |
| *Cytisus scoparius, Spartium scoparium* | Besenginster | Herzrhythmusstörungen Herzschwäche (mit konsekutiver Hypotonie) |
| *Daphne mezereum* | Gewöhnlicher Seidelbast | Juckende Hautreizungen und Hauteiterungen Nervenschmerzen und andere Schmerzzustände |
| *Echinacea angustifolia* | Schmalblättrige Kegelblume | Schwere und fiebrige Infektionen (Anregung der körpereigenen Abwehr) |
| *Echinacea purpurea* | Purpurrote Kegelblume | Unterstützende Behandlung schwerer und fiebriger Infektionen (Anregung der körpereigenen Abwehr) |
| *Equisetum hiemale* | Winterschachtelhalm | Nieren- und Harnwegserkrankungen |
| *Eupatorium perfoliatum* | Wasserhanf | Grippe Grippeähnliche fiebrige Erkrankungen |

## Wirkstoffverzeichnis

| Homöopathikum | Deutsche Bezeichnung | Indikationen |
|---|---|---|
| *Euphorbium* | Wolfsmilch | Entzündungen der Atemwege, bes. der oberen Luftwege |
| *Ferrum jodatum* | Eisenjodid | Kropfleiden bei Schilddrüsenüberfunktion<br>Nierenentzündungen<br>Chronische Lymphdrüsenschwellung |
| *Fumaria officinalis* | Erdrauch | Chronische, juckende Ekzeme bei Leberstörungen |
| *Galphimia glauca, Thryallis glauca* | Thryallis | Allergische Haut- und Schleimhauterkrankungen |
| *Gelsemium sempervirens* | Gelber Jasmin | Kopfschmerzen<br>Infektionskrankheiten<br>Krampfleiden<br>Nervöse Störungen |
| *Gentiana lutea* | Gelber Enzian | Verdauungsstörungen wie Flatulenz, Meteorismus, Diarrhö |
| *Geranium robertianum* | Stinkender Storchschnabel | Magenschmerzen<br>Gastroenteritis<br>Rheumatismus |
| *Graphites, Plumbago mineralis* | Reißblei, Graphit | Verdauungsschwäche (insbesondere chronische Verstopfung)<br>Altersbedingte Erkrankungen<br>Ekzeme und andere Erkrankungen der Haut<br>Schleimhautentzündungen |
| *Hamamelis virginiana* | Virginische Zaubernuss | Krampfaderleiden<br>Hämorrhoiden<br>Haut- und Schleimhautblutungen |
| *Hepar sulfuris* | Kalkschwefelleber | Entzündungen und Eiterungen der Haut und Schleimhäute<br>Chronische Mittelohrvereiterungen<br>Mandelabszesse<br>Zur Behandlung der lymphatischen Veranlagung |

# Wirkstoffverzeichnis

| Homöopathikum | Deutsche Bezeichnung | Indikationen |
|---|---|---|
| *Histaminum* | Histamin | Allergische Haut- und Schleimhauterkrankungen |
| *Hyoscyamus niger* | Schwarzes Bilsenkraut | Spastische Zustände der Atemwege<br>Unruhe und Erregungszustände<br>Schlafstörungen |
| *Hypericum perforatum* | Johanniskraut | Verletzungen des peripheren oder zentralen Nervensystems |
| *Ignatia amara, Strychnos ignatii* | Ignatiusbohne | Nervöse Störungen<br>Verstimmungszustände<br>Krämpfe an Hohlorganen und Muskeln |
| *Juglans* | Walnuss | Eitrige Hautausschläge<br>Lymphknotenentzündungen<br>Leberstörungen |
| *Kalium carbonicum* | Pottasche | Herzerkrankungen<br>Wasseransammlungen im Gewebe<br>Allgemeine Schwäche |
| *Kreosotum* | Buchenholzteerkreosot | Entzündungen der Atemwege<br>Blutungsneigung<br>Verhaltensstörungen bei Kindern (Geistesabwesenheit)<br>Altersbedingte Erkrankungen (z. B. auch Appetitlosigkeit, Kachexie, Alterspruritus, Depressionen) |
| *Lachesis mutus* | Buschmeister | Entzündungen und Blutungen der Haut und Schleimhäute<br>Infektionskrankheiten<br>Herz- und Kreislaufschwäche<br>Nervenschmerzen<br>Verhaltensstörungen<br>Verstimmungszustände |

## Wirkstoffverzeichnis

| Homöopathikum | Deutsche Bezeichnung | Indikationen |
|---|---|---|
| *Lobelia inflata* | Aufgeblasene Lobelie | Störungen des Atemzentrums mit Blutdruckabfall Erschwertes Atmen/Atemnot, Bronchialspasmen, Reizhusten, Schluckauf Heuschnupfen Asthma bronchiale |
| *Luffa operculata* | Luffa | Schnupfen Heuschnupfen |
| *Lycopodium clavatum* | Bärlapp | Entzündungen und Störungen des Leber-Galle-Systems Verdauungsstörungen Stoffwechselkrankheiten Verhaltensstörungen und Verstimmungszustände |
| *Magnesium phosphoricum* | Magnesiumhydrogenphosphat | Nervenschmerzen Schmerzhafte Krämpfe des Magen-Darm-Kanals Regelschmerzen |
| *Melilotus officinalis* | Echter Steinklee | Kopfschmerzen |
| *Mercurius bijodatus, Hydrargyrum bijodatum* | Quecksilber(II)-jodid | Eitrige Schleimhautentzündungen der Nase, des Rachens, der Mandeln und der Augen |
| *Mercurius cyanatus, Hydrargyrum bicyanatum* | Quecksilber(II)-zyanid | Diphtherieartige Entzündungen der Mandeln, des Gaumens, des Rachens und des Kehlkopfes |
| *Mercurius praecipitatus ruber, Hydrargyrum oxydatum rubrum* | Rotes Quecksilber(II)-oxid | Haut- und Schleimhauteiterungen |
| *Mercurius solubilis Hahnemanni, Hydrargyrum oxydulatum* | Gemisch verschiedener Quecksilberverbindungen | Schleimhaut- und Lymphdrüsenentzündungen Knochenschmerzen Rheumatismus |

## Wirkstoffverzeichnis

| Homöopathikum | Deutsche Bezeichnung | Indikationen |
|---|---|---|
| Mercurius sublimatus corrosivus, Hydrargyrum bichloratum | Quecksilber(II)-chlorid | Hochakute Schleimhautentzündungen des Dick- und Enddarmes |
| Myosotis arvensis | Acker-Vergissmeinnicht | Chronische Bronchitis Schwellung der Lymphknoten |
| Nasturtium aquaticum | Brunnenkresse | Reizzustände der ableitenden Harnwege (diuretische Wirkung) |
| Natrium carbonicum | Natriumcarbonat, Soda | Geistige Schwäche Verstimmungszustände (Konstitutionsmittel; u. a. Verschlimmerung der Kopfschmerzen durch geistige Anstrengung) |
| Natrium sulfuricum | Natriumsulfat | Leber-Galle-Störungen Bronchialasthma Rheumatismus |
| Nux moschata, Myristica fragrans | Muskatnuss | Verdauungsschwäche mit Blähsucht (Meteorismus) Nervöse körperliche Beschwerden Wahrnehmungsstörungen |
| Nux vomica | Brechnuss | Entzündungen und Krampfzustände des Magen-Darm-Kanals Leber- und Gallestörungen Förderung des Gallenflusses, Gallensteine Hämorrhoiden Verstopfung Krämpfe an Hohlorganen Beschwerden durch Nahrungsmittel, Arzneimittel, Genussmittel Kopf-, Nervenschmerzen Fiebrige Erkrankungen Entzündungen der Atemorgane Schwindel Nervliche Überreiztheit Schlafstörungen Verstimmungszustände |

## Wirkstoffverzeichnis

| Homöopathikum | Deutsche Bezeichnung | Indikationen |
|---|---|---|
| *Paeonia officinalis* | Pfingstrose | Hämorrhoiden und andere Aftererkrankungen |
| *Passiflora incarnata* | Passionsblume | Schlafstörungen<br>Unruhezustände<br>Krampfleiden |
| *Petroleum rectificatum* | Steinöl | Schwindel |
| *Phosphorus* | Gelber Phosphor | Entzündungen der Verdauungsorgane<br>Entzündungen der Atemorgane, der Harn- und Geschlechtsorgane<br>Schwere Infektionskrankheiten<br>Nerven- und Kopfschmerzen<br>Kreislaufstörungen<br>Herzschwäche<br>Herzschmerzen<br>Blutungen<br>Genesungsstörungen (verzögerte Rekonvaleszenz) und Erschöpfungszustände<br>Verhaltensauffälligkeiten und Verstimmungszustände |
| *Phytolacca americana* | Amerikanische Kermesbeere | Hochfiebrige Infekte<br>Schleimhautentzündungen (besonders der Atemorgane)<br>Erkrankungen des rheumatischen Formenkreises (Tonsillitis als Fokus) |
| *Pinus silvestris* | Kiefer | Entzündungen der Atemwege<br>Ekzeme<br>Nesselsucht |
| *Plantago major* | Breitwegerich | Schmerzen im Kopfbereich<br>Einnässen<br>Durchfall<br>Hautausschläge |
| *Podophyllum peltatum* | Maiapfel, Schildförmiges Fußblatt | Störungen des Leber-Galle-Systems<br>Brechdurchfall |

## Wirkstoffverzeichnis

| Homöopathikum | Deutsche Bezeichnung | Indikationen |
|---|---|---|
| *Pulsatilla pratensis* | Wiesenkuhschelle | Atemwegs-, Augen-, Blasen-, Mittelohrentzündungen<br>Sonstige Entzündungen<br>Kopfschmerzen<br>Erkältungsneigung<br>Entzündungen und Störungen der Verdauungsorgane<br>Mumps<br>Masern<br>Verdauungsschwäche (generelles Schleimhautmittel)<br>Nervöse/seelische Störungen<br>Schlafstörungen<br>Verstimmungszustände |
| *Rhus toxicodendron, Toxicodendron quercifolium* | Giftsumach | Rheumatische Schmerzen in Knochen, Knochenhaut, Gelenken, Sehnen und Muskeln<br>Fiebrige Infektionskrankheiten mit Benommenheit<br>Entzündungen der Atemwege, des Magen-Darm-Kanals, der Augen<br>Kopfschmerzen<br>Lähmigkeiten, Lähmungen<br>Folgen von Verletzungen und Überanstrengung |
| *Sabal serrulata, Serenoa repens* | Sägepalme | Entzündungen der ableitenden Harnwege<br>Blasenentleerungsstörungen |
| *Sanguinaria canadensis* | Kanadische Blutwurz | Rheumatismus (Muskeln, Weichteile, Gelenke) |
| *Sarsaparilla, Smilax aristolochiifolia* | Sarsaparille | Juckende Hautausschläge<br>Entzündungen und Reizungen der Harnorgane<br>Rheumatismus |
| *Scilla, Urginea maritima* | Meerzwiebel | Herzschwäche (auch als Folge einer chronischen Stauungsbronchitis)<br>Cor pulmonale |

# Wirkstoffverzeichnis

| Homöopathikum | Deutsche Bezeichnung | Indikationen |
|---|---|---|
| *Scrophularia nodosa* | Knotige Braunwurz | Schwächezustände<br>Drüsenverhärtungen<br>Milchschorf |
| *Selenicereus grandiflorus, Cereus grandiflorus* | Königin der Nacht | Organische und funktionelle Herzkrankheit<br>Krämpfe der Gefäße<br>Gefäßverkalkung<br>Bluthochdruck |
| *Sepia officinalis* | Tintenfisch | Vielfache Störungen der weiblichen Geschlechtsorgane<br>Kopfschmerzen<br>Schlafstörungen<br>Erschöpfungszustände<br>Seelische Störungen und depressive Verstimmungszustände |
| *Solanum dulcamara* | Bittersüß | (Fiebrige) Entzündungen der Gelenke, ausgelöst durch Kälte und Nässe |
| *Solidago virgaurea* | Goldrute | Nierenschwäche<br>Förderung der Harnausscheidung<br>Schmerzen im Nierenbereich<br>Schwierigkeiten bei der Harnentleerung |
| *Spigelia anthelmia* | Wurmkraut | Akute Herzentzündungen<br>Angina pectoris<br>Nervenschmerzen<br>Kopfschmerzen |
| *Sticta pulmonaria, Lobaria pulmonaria* | Lungenflechte | Akute Entzündungen der Atemwege |
| *Strophanthus gratus* | Angenehmer Strophanthus | Herzschwäche |

## Wirkstoffverzeichnis

| Homöopathikum | Deutsche Bezeichnung | Indikationen |
|---|---|---|
| *Sulfur* | Schwefel | Akute und chronische Entzündungen der Atemorgane, des Magen-Darm-Kanals, der Harn- und Geschlechtsorgane<br>Rheumatische Beschwerden<br>Leber- und Verdauungsschwäche<br>Verschiedene, besonders chronische Hautkrankheiten/-eiterungen<br>Juckende Ekzeme<br>Krampfaderleiden<br>Hämorrhoiden und Blutungen<br>Herz- und Kreislaufbeschwerden<br>Blutdruckstörungen<br>Schlafstörungen<br>Nervöse Störungen<br>Schwächezustände<br>Verhaltensstörungen und Verstimmungszustände |
| *Symphytum officinale* | Beinwell | Knochen- und Knochenhautverletzungen |
| *Taraxacum officinale* | Löwenzahn | Unterstützung der Leberfunktion |
| *Teucrium scorodonia* | Salbei-Gamander | Chronische Entzündungen der Atemwege |
| *Thuja occidentalis* | Abendländischer Lebensbaum | Haut- und Schleimhauterkrankungen<br>Verstimmungszustände |
| *Veratrum album* | Weiße Nieswurz | Drohendes Kreislaufversagen bei Infektionskrankheiten<br>Durchfallerkrankungen<br>Nervenschmerzen<br>Gemütsleiden mit Antriebssteigerung |
| *Veronica officinalis* | Echter Ehrenpreis | Schnupfen<br>Drüsenschwellungen<br>Katarrhalische Affektionen<br>Beständiger Bronchialhusten |
| *Viburnum opulus* | Gemeiner Schneeball | Schmerzhafte Menstruationsblutung |

| Homöopathikum | Deutsche Bezeichnung | Indikationen |
| --- | --- | --- |
| *Vincetoxicum hirundinaria* | Weiße Schwalbenwurz | Virusinfektionen |
| *Zincum isovalerianicum* | Zinkvalerianat | Nervöse Schlafstörungen mit „unruhigen Beinen" Nervenschmerzen |

# Stichwortverzeichnis

## A

| | |
|---|---:|
| Abwehr | |
| - mechanismen | 7 |
| - kräfte | 17, 26, 69 |
| - schwäche | 47 |
| - steigerung | 16 |
| Adapplicator | 15 |
| Adenoviren | 19 |
| Allergien | 11, 29, 33 |
| Alters | |
| - Beschwerden | 40f |
| - Depression | 40 |
| - Diabetes | 55 |
| - Herz | 44 |
| Angin-Heel SD | 21, 22 |
| Appetitlosigkeit | 29 |
| Arthrose | 45f |
| - Schmerzen | 45 |
| Asthma | 27, 28, 29f, 33 |
| Atemwege | 16, 19, 23, 29f |
| Augen | 29, 68 |
| Ausleitung | 29, 33 |
| Ausleitungsbehandlung | 10 |
| Ausleitungsorgane | 8 |

## B

| | |
|---|---:|
| Bauch | 44 |
| - krämpfe | 63 |
| - speicheldrüse | 62 |
| Belastung | 9, 10, 34, 43, 48 |
| - seelische | 57 |
| Belastungssituation | 47 |
| Bindegewebe | 8, 9, 10, 37, 56, 69 |
| Blähungen | 35, 58 |
| Blasenentleerungsstörungen | 73 |
| Blasenentzündungen | 36 |
| Blut | 14 |
| - druck | 6, 47 |
| - gefäße | 8, 43 |
| - hochdruck | 44, 55 |
| - im Stuhl | 76 |
| - körperchen | 8 |
| - zellen | 8 |
| Blutungen | 18, 21, 74, 75 |
| Brechdurchfall | 60, 62 |
| Bronchitis | 8, 20, 23, 24, 28, 31 |
| - chronische | 28 |

## C

| | |
|---|---:|
| Cralonin Tropfen | 43 |

## Stichwortverzeichnis

**D**arm (s. Magen-Darm-Beschwerden)
Darmtätigkeit, Regulation der 61f
Depression (s. Altersdepression)
Diabetes 40, 55f
Diarrheel SN 61, 62
Drüsenschwellung 23, 37, 56
Durchblutung 16
- (s)störungen 41, 55
Durchfall 59, 60, 61, 62

**E**innässen 52
Einzelmittel 12, 13, 63
Ekzem 33, 69, 70, 71, 77
Energie 48
- reiche Nahrung 58
Engystol 18, 19
Entgiftung 8, 33f, 36, 37, 56, 69
Entgiftungsset 35
Entkräftung, allgemeine 39
Entzündung(en) 8, 17, 22, 26, 33
- akute und chronische 19, 33
- Atemorgane, Atemwege 18, 19, 21, 23, 27
- bakterielle 27
- Hals 21
- Haut 8
- infektbedingte 26f
- Mandel 18, 21
- Mittelohr 20
- Nasennebenhöhlen 25, 28
- Nebenhöhlen 20
- Schleimhäute 18, 21
Entzündungsprozesse 9
Entzündungstropfen N Cosmochema 27
Erblindung 55
Erbrechen 44, 58, 59f, 61
Erfrierung 67
Erkältung 16, 18f, 21, 26, 53
Erkrankungen 23, 47
- der Atemwege 16f
- allergische, der Atemwege 29f
- grippeähnliche 17, 18
- Phasen 12
- schwere 14, 28
Ernährung, richtige 55
Ernährungsberatung 38
Erschöpfung 9, 18, 33, 37,47, 49
- der Aufnahmefähigkeit 9
- nervöse 42
Euphorbium comp. Nasentropfen SN 19, 20, 25, 26

## Stichwortverzeichnis

### F

| | |
|---|---|
| Fett | 8, 34 |
| Fettpolster | 55 |
| Fettstoffwechsel | 33 |
| - Störung | 55 |
| FideSan | 70 |
| Fieber | 8, 10, 11, 16 |
| - bei Kindern | 51 |
| - krämpfe | 53 |
| - senkung, sanfte | 53 |
| Fieber-Zäpfchen N Cosmochema | 54 |
| Fußbad | 16 |

### G

| | |
|---|---|
| Galle | 17, 35, 38, 62 |
| Gallensteine | 35, 36 |
| Gebärmutter | |
| - blutungen | 75 |
| - muskulatur | 62 |
| Gefäß | |
| - krämpfe | 44 |
| - verkalkung | 42, 44 |
| Gefühlsempfindungsstörungen | 56 |
| Gelenke | 45, 65 |
| - schmerzfreie | 45 |
| Gelenkverschleiß | 45 |
| Geschwüre | 17 |
| Grippaler Infekt | 16f |
| Gripp-Heel | 17, 18 |

### H

| | |
|---|---|
| Hahnemann, Samuel | 12, 72 |
| Hals-Nasen-Ohren-Erkrankungen s. Erkrankungen der Atemwege | |
| Halsentzündung | 21 |
| Hämorrhoiden | 76f |
| Harndrang | 72 |
| Harnwege | 62 |
| Harnwegserkrankungen | 56 |
| Harnwegsinfekte | 36 |
| Haut | 8 |
| - Beschwerden | 69f |
| - Entzündungen | 8 |
| - Probleme | 33, 49 |
| Hepeel N | 38, 39 |
| Herpes-simplex-1-Virus | 19 |
| Herz | 8, 43 |
| - frequenz | 47 |
| - Kräftigung | 43 |
| - krankheiten | 8, 46 |
| - Störungen, nervöse | 43 |
| - Schwäche | 43, 44 |
| Herztropfen N Cosmochema | 44 |

# Stichwortverzeichnis

| | |
|---|---|
| Heuschnupfen | 27, 29f |
| Hirngefäßverkalkung | 42 |
| Homöopathie | 5, 6, 15, 30, 45, 46 |
| - klassische | 11, 12 |
| - moderne | 11, 12, 29, 55 |
| Hormeel SNT | 74, 75 |
| Hormonhaushalt | 74 |
| Husteel | 23 |
| Husten | 8, 16, 20, 28 |
| - akuter | 23 |
| - festsitzender | 24 |
| | |
| **I**mmunsystem | 16, 17, 30, 33, 47, 69 |
| Infekte | 10, 16, 17, 19, 21, 23, 25, 27 |
| - bedingte Entzündung | 26 |
| - anfälligkeit | 33 |
| | |
| **J**uckreiz | 29, 69, 70 |
| | |
| **K**euchhusten | 23 |
| Kinderkrankheiten | 53 |
| Kindliche Unruhe bei Krankheitszuständen | 51f |
| Knochenhaut | 46, 67 |
| Kombinationstherapie bei Erkältungen | 18 |
| Kombinationspräparat | 7, 19, 21, 43, 54, 60, 72, 74 |
| Komplexmittel | 11, 12, 13 |
| Komplexhomöopathie | 12, 43 |
| Konzentration(s) | 6 |
| - fähigkeit | 50 |
| - schwäche | 49 |
| Kopfschmerzen | 29, 49, 52, 75 |
| Krämpfe | 38, 39, 44, 62f, 74, 76 |
| Kreislauf | 43, 44, 47 |
| - probleme | 59 |
| Krebs | 9, 28, 72 |
| | |
| **L**eber | 8, 10, 15, 17, 33 |
| - Entgiftung | 34 |
| - Funktionswerte | 36 |
| - Stärkung | 35 |
| - Regeneration | 38f |
| Leber-Galle-Probleme | 17 |
| Leber-Galletropfen Cosmochema | 34, 35 |
| Luffeel comp. (Heuschnupfenspray) | 31 |
| Lymphfluss | 37, 69 |
| Lymphknoten | 37, 56 |
| Lymphödeme | 56 |
| Lymphomyosot N | 37, 56 |

## Stichwortverzeichnis

### M

| | |
|---|---|
| Magen | 45, 58 |
| - Darm-Beschwerden | 43, 57f |
| - Darm-Infekte | 53 |
| - Darmtrakt | 57, 60 |
| - säure | 46 |
| - probleme | 48, 49 |
| - überlastung, Soforthilfe | 58 |
| Mandel | |
| - abszesse | 27 |
| - entzündung | 18, 21 |
| Mangel | |
| Menstruationszyklus | 74 |
| Metabolisches Syndrom | 55 |
| Migräne | 75 |
| Mittelohr | 25 |
| - entzündung | 20 |
| - vereiterung | 21, 27 |
| Moderne Homöopathie siehe Homöopathie, moderne | |
| Muskel | |
| - belastung | 45 |
| - krämpfe | 63 |
| - schmerzen | 67 |
| - verletzungen | 65 |
| Myalgie | 21, 46 |

### N

| | |
|---|---|
| Nasennebenhöhlenentzündung | 28f |
| Nasenschleimhaut | 19, 29 |
| Nebenwirkungen | 1, 6, 7, 11, 12, 14, 74 |
| Nerven | 49 |
| - schmerzen | 50, 54, 63 |
| - störungen | 56 |
| - system | 33 |
| Nervöse | |
| - störungen | 42 |
| - Unruhe (s. Unruhe, nervöse) | |
| Neurexan | 49, 50 |
| Nieren | |
| - funktion, Anregung | 36 |
| - Schmerzen | 36 |
| Nierentropfen Cosmochema | 35, 36 |
| Nux vomica-Homaccord | 59 |

### O

| | |
|---|---|
| Ödeme (s. Lymphödeme) | |
| Ohrtrompete | 25 |
| Ohren | 25 |
| - (s. Erkrankungen der Atemwege) | |

## Stichwortverzeichnis

| | |
|---|---|
| **P**ECH-Schema | 65, 66 |
| Prellung | 68 |
| Prostatabeschwerden | 72f |
| Psychosomatische Erkrankungen | 62 |

| | |
|---|---|
| **R**achen | 25, 29 |
| Raucherhusten | 28 |
| Reckeweg, Hans-Heinrich | 7 |
| Reisekrankheit | 42, 61 |
| Reizbarkeit | 29, 52, 63 |
| Reize | 6, 47, 57, 69 |
| Reiz | |
| - husten | 23 |
| - magen | 58 |
| Reizdarm-Syndrom | 63 |
| Rheumatische Beschwerden | 33, 46 |
| Rheumamittel | 45 |

| | |
|---|---|
| **S**abal-Homaccord | 72 |
| Schadstoffe | 33, 34, 36, 37, 38, 61, 69 |
| Schlafstörungen | 29, 47, 49, 50, 52 |
| Schleim | 16 |
| Schleimhaut | 16, 30 |
| - der Nase (s. Nasenschleimhaut) | |
| - Erkrankungen | 27, 31 |
| - Schwellung | 28 |
| Schluckbeschwerden | 15, 21, 28 |
| Schmerzen | 10, 25, 44, 46, 63 |
| Schürfwunden | 68 |
| Schwäche | 43, 57 |
| - Verdauungs- | 39 |
| - wetterabhängige | 43 |
| Schwindel | 41, 61 |
| Seelische und nervöse Störungen | 52 |
| Seelische(s) | |
| - Probleme (s. Belastung, seelische) | |
| - Gleichgewicht, Störungen | 75 |
| Sehnen | 46 |
| - Verletzungen | 65 |
| Sitzbäder | 76 |
| Spascupreel | 63 |
| Sportverletzungen | 65f |
| Stoffwechsel | 38, 69 |
| - Endprodukte | 56 |
| - Funktionen | 69 |
| - Krankheiten | 59 |
| - Prozesse | 8 |
| Störungen | 6 |
| - des Blutdrucks | 43 |

## Stichwortverzeichnis

| | |
|---|---|
| - des Leber-Galle-Systems | 39 |
| - des vegetativen Nervensystems | 24 |
| Stress | 34, 47f |
| - Bewältigung | 33 |

### T

| | |
|---|---|
| Traumeel S | 66, 67 |

### U

| | |
|---|---|
| Übelkeit | 44, 58, 59f, 61 |
| Überanstrengung | 46, 67 |
| Übergewicht | 38, 55, 57 |
| Unruhe | 8 |
| - kindliche | 51 |
| - nervöse | 47f |
| - Symptome | 49 |

### V

| | |
|---|---|
| Verbrennungen | 67 |
| Verdauung(s) | 35, 38, 57 |
| - beschwerden | 33 |
| - trakt | 15, 62 |
| - organe | 52 |
| - schwäche | 39 |
| Verletzungen | 65f |
| Verrenkungen | 68 |
| Verspannungen | 49 |
| Verstauchungen | 65, 68 |
| Verstimmungszustände | 42, 52, 63, 75 |
| Verstopfung | 33, 59 |
| Vertigoheel | 41, 42, 61 |
| Viburcol N | 52 |
| Viren | 19 |
| Virusinfekt | 27, 54 |
| Vomitusheel | 60 |

### W

| | |
|---|---|
| Wirkstoffverzeichnis | 82ff |
| Wunden | 68 |

### Z

| | |
|---|---|
| Zahnungsbeschwerden | 52 |
| Zähne | 51 |
| Zäpfchen | 53, 54, 61, 63, 64, 76 |
| Zeel comp. N | 46 |
| Zerrung | 65 |
| Zyklusstörungen | 74f |